Die Ted-Galerie

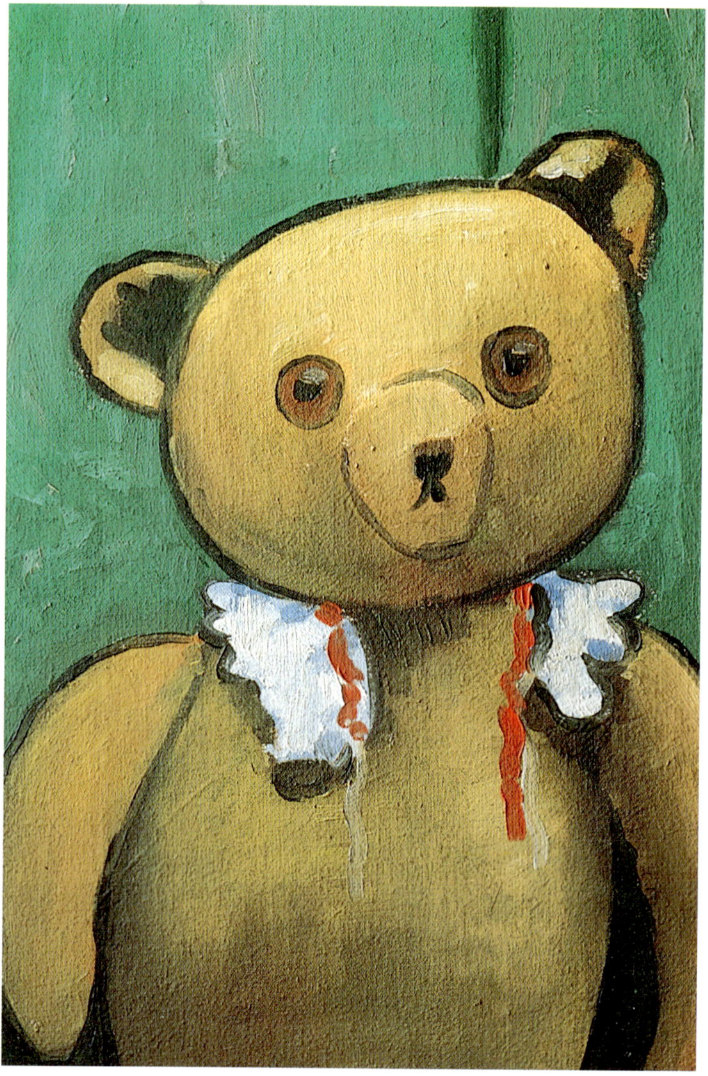

Für Diana

Volker Brummig

Die Ted-Galerie

Eine Weltkunstgeschichte

DUMONT

»Was Kuschligkeit sei, vermag ich Ihnen nicht zu sagen, aber zeigen kann ich's Ihnen – kommen Sie mit nach nebenan, dort ist mein Teddy...«
Johann Wolfgang von Goldbeer, Gespräch mit Eckbeermann

Was ist Kunst? Es gibt wohl kaum eine Frage, die schwerer zu beantworten ist. Kunst ist für jeden etwas anderes und ist in allen Zeiten etwas anderes gewesen. Kunst beschreibt das Leben, Kunst ist Leben, mit anderen Worten: Alles kann Kunst sein. Eine eher technische Minimaldefinition besagt, daß Kunst das sei, was ein Künstler oder eine Künstlerin hervorbringe. Aber was ist ein Künstler?

Zuerst war der Künstler ein Schamane, dessen Aufgabe es war, die Verbindung der Teddys mit der Welt herzustellen, mit der realen und mit der Geisterwelt (vormals noch identisch). Lange Zeit war er Handwerker; je besser er arbeitete, desto größer war sein Erfolg. Dann war er ein von Gott Begabter, der den Plan der Schöpfung entdecken und nachempfinden konnte und durfte. Besonders Begabte beherrschten mehrere, wenn nicht alle Künste gleichzeitig. Bald war er Wissenschaftler, der mit exakten Methoden und klar definierten Begriffen zu Werke ging. Schließlich war er Bohemien, ein Außenseiter, der nur der Kunst diente und zur Verwirklichung seiner Ideale weder Entbehrung noch Mühe scheute. Und er war der Narr, der seinen Mitteddys augenzwinkernd die Wahrheit präsentierte.

Heute kann ein Künstler alles dies sein, einzeln oder in Kombination. Daher kann heute auch das Kunstwerk in vielerlei Gestalt und Gehalt daherkommen, als mythisches Ritual, als saubere Arbeit, als Geniestreich, als akademisches Konstrukt, kunsttheoretisch und -historisch unterfüttert, als abgehobenes Esoterikum, als brillanter Schabernack. Das sogenannte künstlerische Feld ist heute ins Unendliche gewachsen.

Unsere kleine Kunstgeschichte umfaßt beinahe 20.000 Jahre Kunst von Teddys über Teddys für Teddys. Sie ist thematisch begrenzt, daher gibt es neben all den Unterschieden auch viele Gemeinsamkeiten zwischen den Kunstwerken. Es sind Dinge dabei für Auge, Herz und Verstand, die Werke der Kunst können an unser ästhetisches Empfinden appellieren oder an unseren Intellekt oder an beides. Kunst kann uns viel geben, wir müssen es nur zulassen. Und: Kunst muß nicht schwer verständlich sein, schildert sie doch das Leben der Teddys. Manchmal ist allerdings eine kleine Hilfestellung vonnöten und ein wenig Aufklärung. Darum haben wir diese kleine Schau zusammengestellt.

Kassel, Juli 1997 Volker Brummig

WANDBILD *aus der Höhle Lascaux-Halàs, ca. 16.000 v. Chr.*

Das älteste uns bekannte Abbild eines Teddys ist eines der ältesten Kunstwerke überhaupt. Es stammt aus der Koala-Mignon genannten Periode der europäischen Jungsteinzeit und befindet sich in der Höhle Lascaux-Halàs nahe der gleichnamigen Stadt in Zentralfrankreich. Spielende Bärenkinder hatten dieses System von unterirdischen Hohlräumen im Jahre 1940 entdeckt. Der in Frontalansicht dargestellte Teddy ist eines der berühmtesten Motive von den Wänden der »salle des choux-choux«, dem Saal der Kuschelwesen.

Als Malmaterial kamen seinerzeit farbige Erden und Kohle zum Einsatz. Häufig gelang es den Höhlenteddys, Strukturen des Felsgrundes in ihre Kompositionen einzubeziehen; auch unser Teddy hat einen Bauch aus rauhem Stein. Der Maler, der vor 18.000 Jahren tätig war und zunächst eine lockere Kohleskizze an die Wand warf, hat ganz bewußt diese Stelle für sein Werk gewählt.

Sinn und Funktion der prähistorischen Höhlenbilder liegen im Dunkel. Waren es Elemente eines Fruchtbarkeitsrituals? Man findet in der Tat getrennte Darstellungen von männlichen und weiblichen Wesen; unser Teddy ist wahrscheinlich weiblich. Waren es Hilfsmittel oder Grundlagen eines Jagdzaubers? Warum findet man dann auch Bilder von Tieren, die gewiß nicht gegessen wurden, etwa große Beutegreifer? Es fällt auf, daß in Lascaux-Halàs in den verschiedenen Sälen auch verschiedene Tiere an den Wänden überwiegen, daher klingt auch die Deutung plausibel, daß einzelne Clans von Höhlenbären sich in eben jenen Sälen trafen, um sich des Wohlwollens und der Kraft ihres Totems, ihres Verbindungswesens zur Natur, zu vergewissern, so wie es heute noch bei einigen Völkern geschieht.

So geht denn auch von der Darstellung unseres Teddys ein starker Impuls aus. Wir können uns gut vorstellen, wie angenehm dies auf unsere Vorfahren gewirkt haben mag, wenn man bedenkt, daß draußen, vor der Höhle, arktische Stürme über das kahle Land fegten.

WANDBILD AUS DER HÖHLE
LASCAUX-HALÀS/DORDOGNE (Frankreich):
Bärenidol
Ca. 16.000 v. Chr.
Kohle und rote Erde, Motivmaß 388 x 302 cm

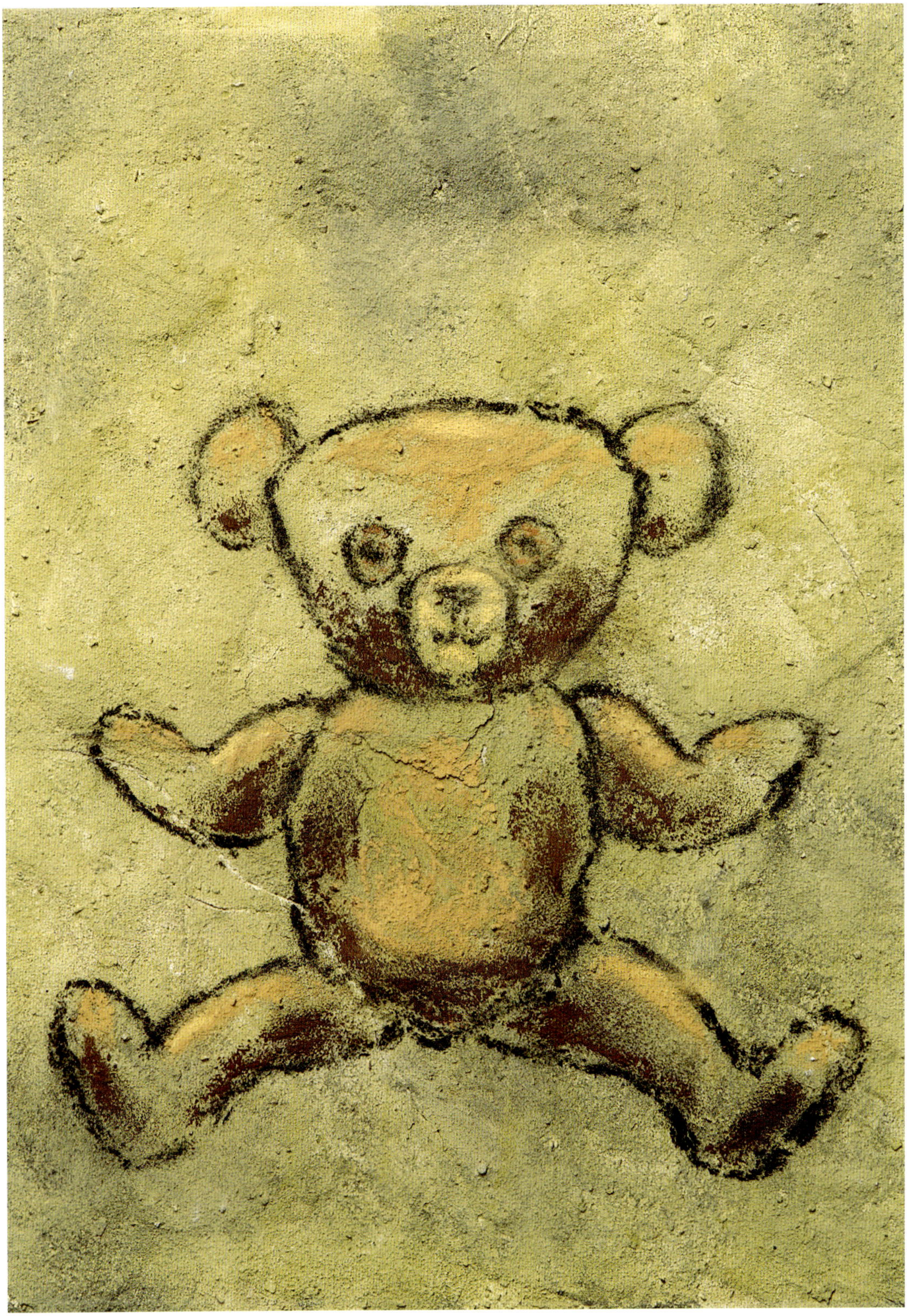

WANDBILD *aus dem Grab des Fürsten Peth-Tsi, um 1650 v. Chr.*

8 | 9

Über 3.000 Jahre alt ist diese Bärendarstellung, ein Wandbild aus dem Grab des Provinzfürsten Peth-Tsi in Brumphis, der nachmaligen Metropole Oberägyptens. Es zeigt den jugendlichen Adeligen, dem sein weniger hochgestellter Halbbruder Teth-Djie zwei Töpfe mit Honig darbringt. Peth-Tsi ist mit einer jeweils prunkvolleren Version der Agraffe (Stirnreif) mit stilisiertem Bärenkopf, des angebundenen Knebelbartes, der Oberarmreifen, des reichverzierten Kragens und des Lendentuches samt angeknüpftem Schurz angetan. Ähnlich sinnfällig ist die Darstellung der beiden Diener rechts und links des Brüderpaares: Aus ihrer geringeren Größe und der einfachen Kleidung geht ihre Unwichtigkeit hervor. Wahrscheinlich sind es Sklaven aus dem Norden (hellpelzig) bzw. dem Süden (dunkelpelzig).

Die Kunst der Ägypter ist uns aus vielen Wandmalereien in Gräbern vertraut; sie veränderte sich über Jahrtausende hinweg nur wenig. Die mit schwarzen Linien umfaßten Figuren stehen auf einer Grundlinie, die Darstellung ist flächig, ohne Rundungen, ohne Schatten und ohne Verkürzungen. Während Oberkörper und Auge wie von vorn gesehen gestaltet sind, erscheint der Rest des Körpers im Profil. Diese bildlichen Darstellungen gehörten zum aufwendigen Grabkult der Ägypter, der für die Mächtigen bereits zu deren Lebzeiten getrieben wurde. Dadurch hatte die ägyptische Kunst sowohl religiöse als auch politische Funktion, wirkte somit stabilisierend auf die gesellschaftlichen Verhältnisse. Bedenkt man, wie lange die ägyptischen Reiche bestanden und welche kulturelle Blüte sie erlebten, so sieht man, daß der – uns Heutigen schwer verständliche – Aufwand seine Berechtigung hatte.

Ein hochgestellter Teddy bekam alles mit in seine Begräbnisanlage, was er im Diesseits besessen hatte, und dessen er auch im Jenseits nicht entbehren sollte. Wie zur Sicherheit wurden Details der Lebensumstände obendrein in schriftlicher Form, in Hieroglyphen nämlich, den Bildern zugeordnet an den Wänden des Grabes aufgezeichnet.

WANDBILD AUS DEM GRAB DES FÜRSTEN PETH-TSI:
Brumphis, Altes Reich,
um 1650 v. Chr.
Deckfarben, Motivmaß 250 x 400 cm
Kairo: Museum Al-Brumije

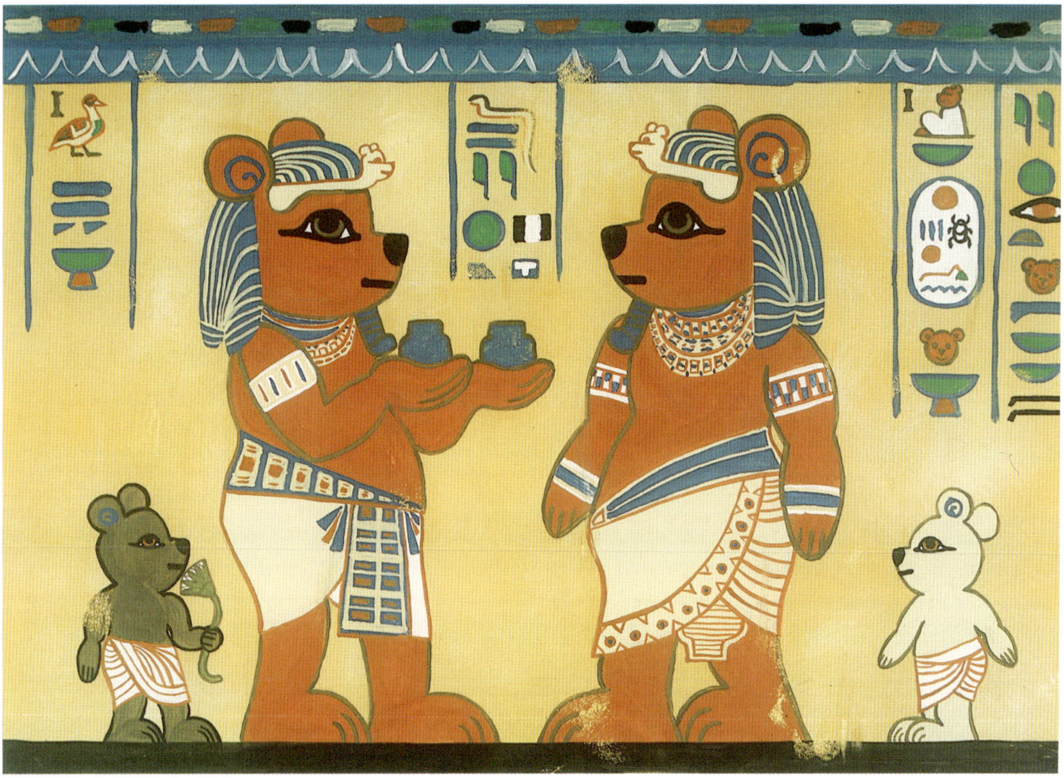

TEDSEKIAS *Bären und Bienen, um 580 v. Chr.*

Wollen wir uns mit griechischer Malerei befassen, so sind wir fast ausschließlich auf bemalte Keramik angewiesen. Auf dieser berühmten Schale sind zwei Teddys zu sehen, die sich über einen Honigtopf beugen. Darüber schwirren Bienen. Am Rand der Schale verläuft ein Schmuckband, ein sogenannter Mäander, so bezeichnet nach dem gleichnamigen, sich ähnlich durch das Land schlängelnden Fluß in der heutigen Türkei. Die Figuren sind zur besseren Identifikation mit ihren Namen versehen.

Tedsekias ist einer der ersten Künstler, dessen Name überliefert ist. Die Griechen schätzten ihre großen Plastiker, Architekten oder Maler und vermerkten künstlerische Urheberschaft, eine Sitte, die bald danach ausstarb und erst 2.000 Jahre später, in der europäischen Renaissance, wiederbelebt wurde.

Wie die ägyptische, so ändert auch die griechische Kunst während der tausend Jahre ihres Bestehens kaum die Grundlagen und Ausdrucksmittel. Bevorzugt wird in der Malerei die flächige Darstellung ohne Körperillusion, Gesichter sind kaum individuell ausgearbeitet, alles wirkt vereinfacht und wie nach Schema komponiert. Der Kanon der Formen galt als entwickelt, hatte sich bewährt – warum sollte er reformiert werden? In der Beherrschung der Mittel zeigte sich der Meister.

Das Schalenbild des Tedsekias erzählt die Geschichte von Broumi und Petsi, die einem Bienenvolk den Honig abzunehmen versuchten. Wie in den »Metamorphosen« des Dichters Florvid aufgezeichnet, erkannte Petsi rechtzeitig die Überlegenheit von vermeintlich schwachen Gegnern wie Bienen, wenn sie im Schwarm auftreten, und floh, während Broumi, überheblich und gierig, den Kampf aufnahm und zu Tode gestochen wurde.

TEDSEKIAS (tätig um 550/520 v. Chr.):
Bären und Bienen
Um 580 v. Chr.
schwarzfigurige Schale, Durchmesser 220 cm
Athenarctos: Kunsthistorisches Museum

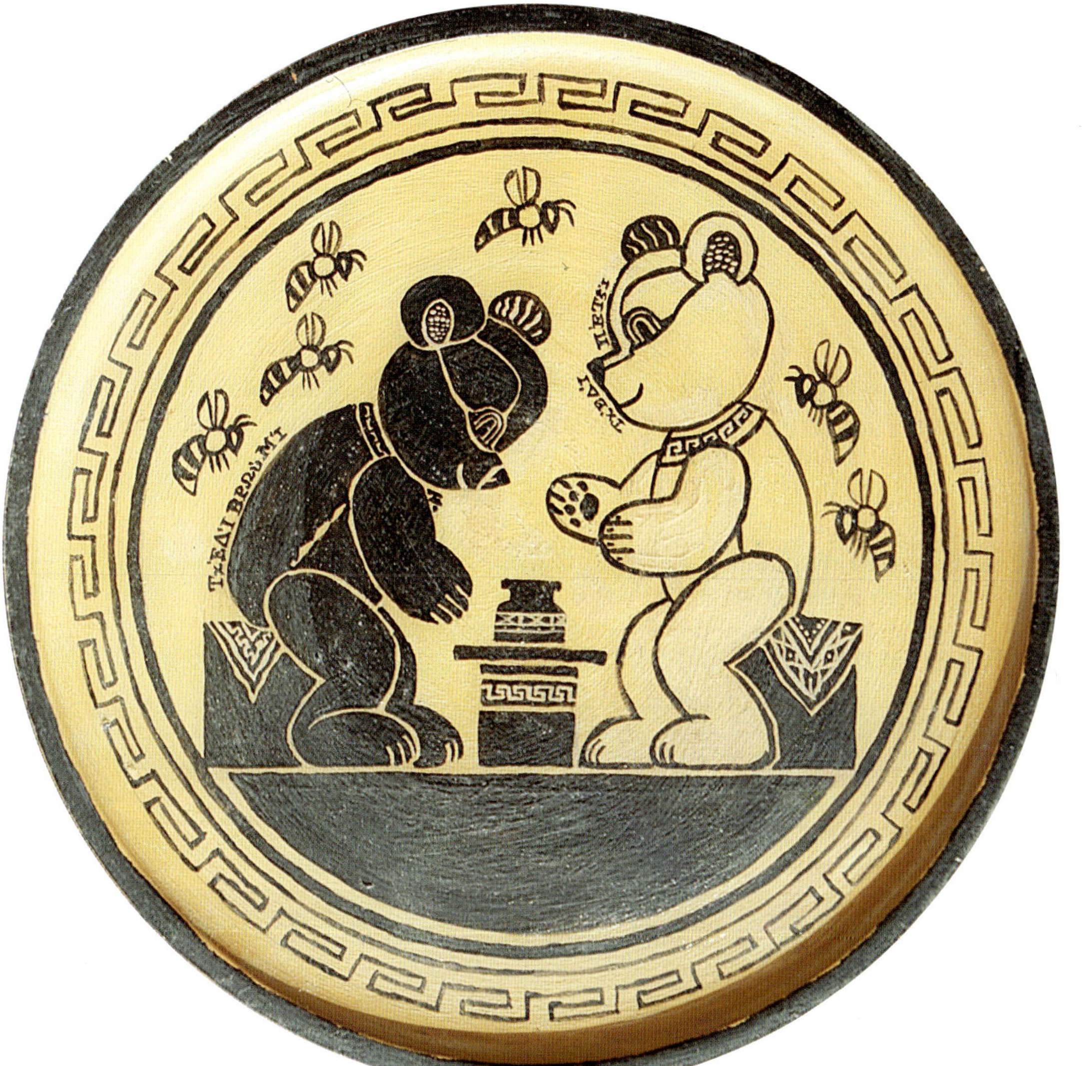

IL SANT'URSO, *um 548*

Wenn man das von außen schmucklose Kirchlein Sta. Koala in Pandara-Venna, 30 km östlich von Baergamo, betritt, so kann man sich einer beeindrukkenden Überraschung kaum entziehen. Im Inneren entfalten an Wänden und Decken große Mosaiken eine wahre Pracht an Farben und Formen. Viele zehntausend fingernagelgroße Stückchen aus farbigem, bemaltem oder metallplattiertem Glas, vor anderthalb Jahrtausenden von unbekannten Pfötchen in feuchten Putz gedrückt, fügen sich zu Bildnissen von Herrschern und Heiligen. Wer meint, Mosaiken erlaubten nur eine zerstückelte, zusammengesetzte Darstellung, wird in Sta. Koala eines Besseren belehrt. Erstaunlich der Reichtum an Farbnuancen und die damit erzielten Wirkungen, etwa bei der Illusion des Körperhaften mit Hilfe von Licht und Schatten, bei der Nachahmung der Oberflächenstrukturen, beim Einfangen offenbar authentischer Gesichter. Fein gerundet, sanft modelliert, flauschig weich fast erscheint uns hier der Heilige Urs, trotz der Härte des spröden Materials.

Vom historischen Urs ist wenig überliefert, er scheint ein eher lokaler Heiliger aus der heutigen Nordschweiz gewesen zu sein, dessen Martyrium darin bestand, von Heidenkindern zu Tode geschmust worden zu sein.

Die Mosaiken aus Norditalien werden zur Epoche der byzantinisch-frühchristlichen Kunst gezählt, die ihrerseits auf der Kunst der römischen Antike fußt. Die römischen Maler (deren Werke uns u.a. von Wandbildern aus der bei einem Vulkanausbruch verschütteten Stadt Poohpeji vertraut sind) bedienten sich einer naturalistischen Darstellungsweise, welche sie durch genaue Realitätsbeobachtung absicherten. Diesen römischen Verismus kombinierten die byzantinischen Mosaikkünstler mit der asketischen Strenge des frühen Christentums.

STA. KOALA IN PANDARA-VENNA;
Detail östliche Apsiswand:
Il Sant'Urso (Der Heilige Urs)
Um 548
Mosaik, Motivmaß 240 x 190 cm

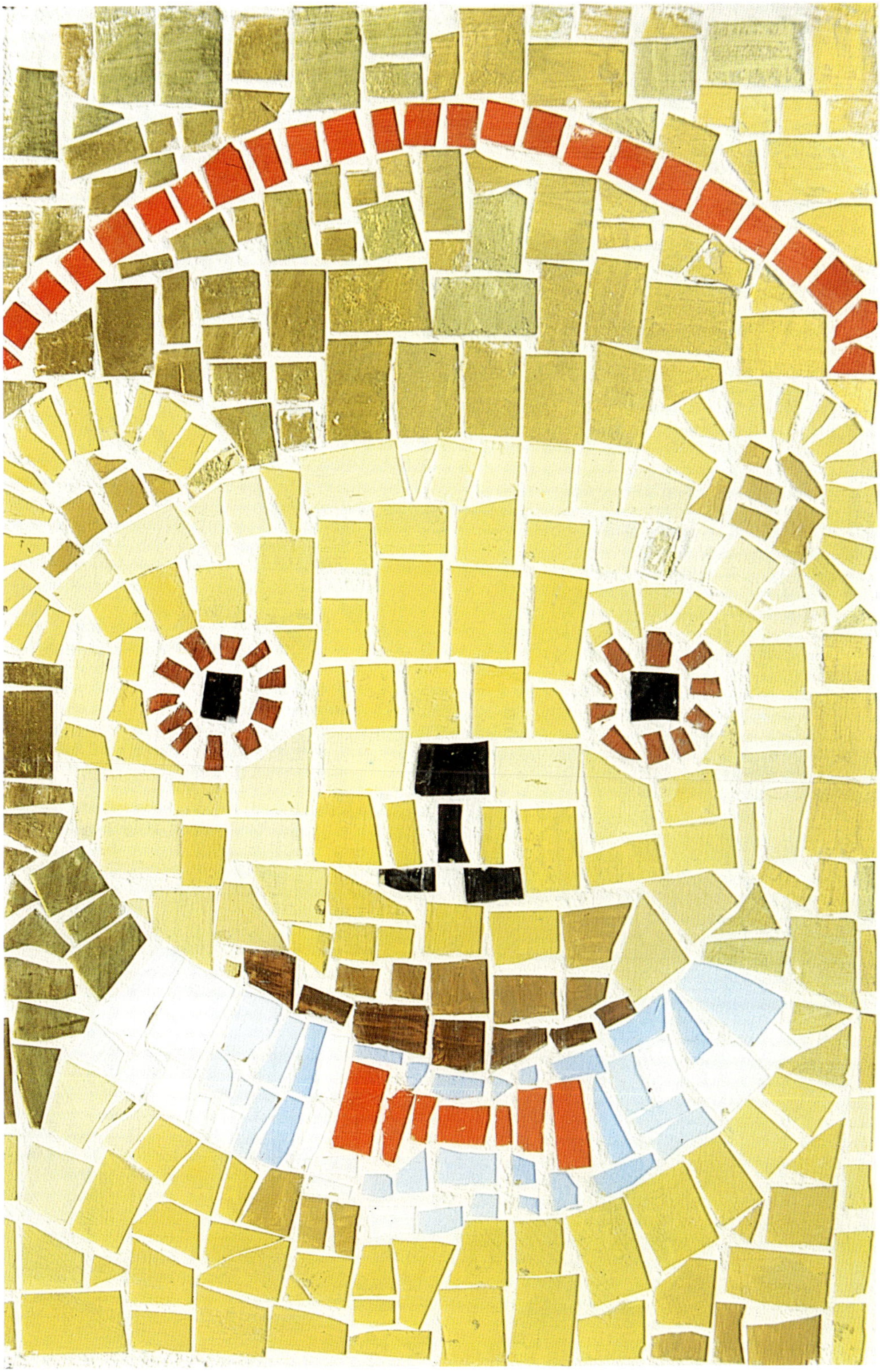

THRONENDER TEDDY MIT HONIGTOPF, *um 1000*

Diese Bärendarstellung stammt aus dem Evangeliar,der Äbtissin des Klosters Bärenbostel und ist den meisten wohl unter ihrem volkstümlichen Titel »Wurlitzer-Teddy« bekannt. Zu sehen ist ein auf einem Thron sitzender Teddy in Frontalansicht, in der linkenTatze einen Honigtopf haltend, die rechte Tatze zum Friedens- oder Schwurzeichen erhoben. Es ist die Pose eines Weltenrichters. Über diesem Teddy schwebt ein kleines Bärchen, das eine Schriftrolle ausbreitet. Eingerahmt wird das ganze von zwei einen Rundbogen tragenden Säulen.

Dieses Bild gehört zur Koalaringischen Manier der mittelalterlichen Kunst, die eher verspielte, leichtgewichtige Darstellungen hervorbrachte. Vermutlich stammt der Künstler, der das Evangeliar mit Malereien ausschmückte, aus der Nachfolge der Hofmalschule Koalarls des Großen.

Bis zur Renaissance wurde die Kunst in Form und Inhalt weitestgehend von der Kirche bestimmt. Sie ist fast alleiniger Auftraggeber, die Ausführenden sind zumeist Mönche. Uns Heutigen kommen die Darstellungen einfach, fast unbeholfen und kindlich vor, was jedoch eine Fehleinschätzung ist. Wichtig war es, die Dinge so abzubilden, daß keine Verständnisprobleme auftraten, weder in bezug auf die geschilderte Situation noch auf den Ausdruck des bzw. der Dargestellten. Der »Wurlitzer-Teddy« vermittelt in Mimik und Gestik Ernsthaftigkeit und Strenge, der Hintergrund steht für eine karge Wildnis. Es ist anzunehmen, daß hier eine Szene aus den Apokryphen des Bernhardus zu sehen ist, wo vom Heiligen Theodor berichtet wird, dem der Herr einen Topf Honig in die Wüste sandte. Diese Darstellung war seinerzeit auch Analphabeten verständlich, welche die große Mehrheit der Bevölkerung ausmachten.

BUCHMALEREI AUS DEM EVANGELIAR DER
ÄBTISSIN BÄRBEL VON BÄRENBOSTEL:
Thronender Teddy mit Honigtopf
Um 1000
Tempera, Motivmaß ca. 180 x 100 cm
Bärnkastel: Kunstmuseum

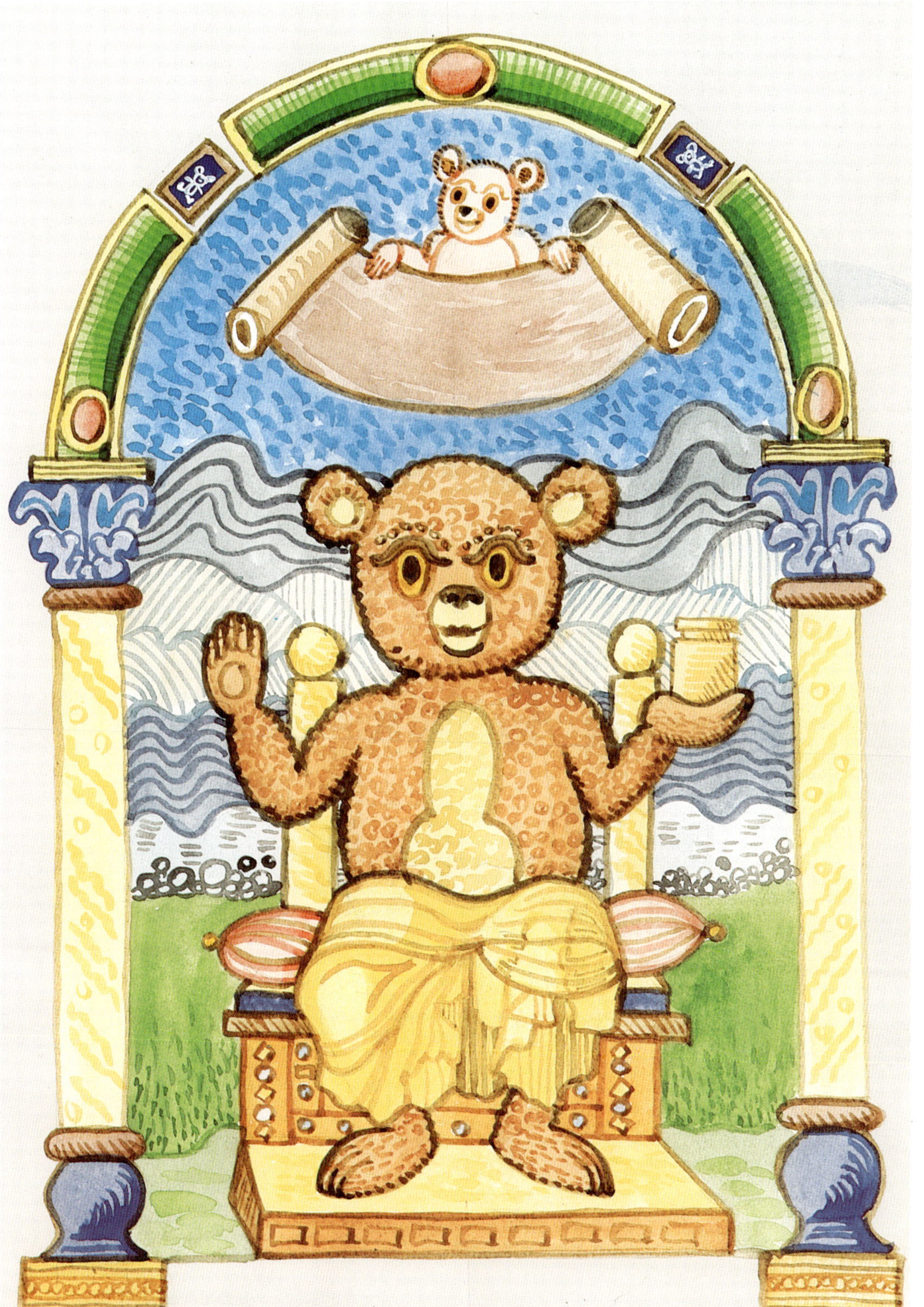

DER BERENT VON TEDDNANGK, *um 1320*

Um die Mitte des 14. Jahrhunderts entstehen in Mitteleuropa die großartigen Gotteshäuser in einem Baustil, den wir bis heute mit einem Spottnamen bezeichnen, der in Italien, wo sich dieser Stil nie recht durchsetzen wollte, geprägt wurde – »il stile gotico«, nordisch-barbarisch, eben gotisch. Nach wie vor ist die Kirche wichtigster Auftraggeber und Nutzer der Kunst. Doch die weltlichen Herren begannen sich zu emanzipieren. So findet man damals mehr und mehr illustrierte Bücher, die nicht länger einzig biblische Themen behandeln. Die Universitätsbibliothek Heidelbeer besitzt einen unvergleichlichen Schatz aus jenen Tagen, ein Buch mit Beschreibungen aus dem Leben der Ritter, die Ursulinische Liederhandschrift, auch genannt Codex Ursulae. Darin werden Angehörige edler Geschlechter vorgestellt, und wir sehen sie bei typischen Verrichtungen. Auf unseren Bild ist es der Herr Berent von Teddnangk, ein großer Kämpfer, Sänger und vor allem Esser aus dem Bodenseeraum. Seine Angebetete, Bernharda von Kuschel, überreicht ihm gerade ein Angebinde, das den vornehmen Herrn an sie erinnern soll. Solcherlei Malereien, gesäumt von Dekorationselementen, geben uns ein wertvolles Zeugnis der Sitten und Gebräuche des Hohen Mittelalters.

Die Figuren haben keine Ähnlichkeit mit den echten Teddys, es handelt sich vielmehr um sogenannte Benennungsportraits. Die Identifikation gelingt dennoch, nämlich mittels der im Bild vorhandenen Symbole. Wappen, Gewandfarben und Helmbusch geben Auskunft: Dies ist der Berent von Teddnangk. Mimik, vor allem jedoch Gestik der Dargestellten sind ebenfalls leicht zu deuten. Die Haltung des Ritters gibt deutlich Auskunft darüber, daß er der Dame Bernharda sehr zugetan ist. Vielleicht ist sie die ferne, unerreichbare Dame, welcher der Berent den Dienst der Hohen Minne gelobt hat?

BUCHMALEREI AUS DEM CODEX URSULAE:
Der Berent von Teddnangk
Um 1320
Tempera, Motivmaß 285 x 208 cm
Heidelbeer: Universitätsbibliothek

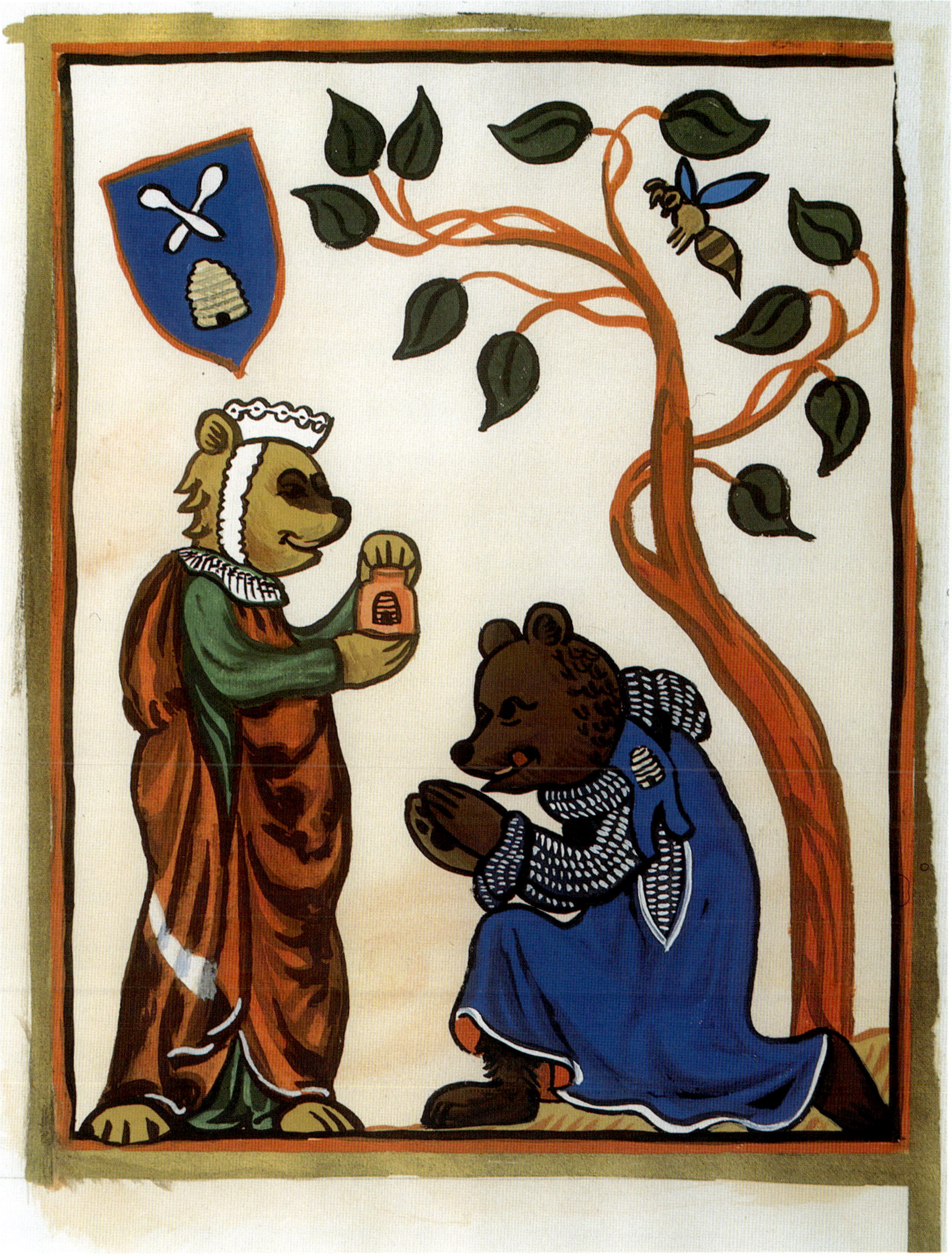

BHERONARDO DA PLYCI *Teddy im Kreis, 1492*

Mit Bheronardo, der den Namen seines Geburtsortes Plyci führte, wenden wir uns der Kunst der Renaissance zu. Zum ersten Mal seit der Antike rückte das Diesseits, geriet der einfache Teddy wieder ins allgemeine Bewußtsein. Daher hat diese Epoche auch ihren Namen, denn die Antike sollte eine Wiedergeburt erleben. Kunst und Wissenschaft begannen sich aus dem Diktat der geistlichen Herren heraus zu bewegen, was rasch zu gewaltigen Umwälzungen in beiden Bereichen führte.

Der Teddy ist das Maß aller Dinge – deutlicher als Bheronardos berühmte Skizze vermag kaum etwas das Leitmotiv der Epoche zum Ausdruck zu bringen. Dabei handelt es sich um ein Muster der Proportionen, um eine Anleitung zur korrekten Darstellung des Teddys. Bei ausgebreiteten Ärmchen, so sinngemäß der begleitende Text, läßt sich ein Teddy in ein Quadrat einbeschreiben, bei gespreizten Beinchen und halberhobenen Pratzen in einen Kreis, dessen Zentrum sich mitten auf der Teddybrust befindet. Das Quadrat wird in Höhe dieses Punktes im Goldenen Schnitt geteilt. Der Goldene Schnitt, lateinisch divino sectio, ist Ausdruck göttlich gegebener Maßverhältnisse; er teilt eine Strecke in zwei ungleich lange Teilstrecken, so daß die kürzere sich zur längeren Teilstrecke verhält, wie diese zur ganzen.

Der Künstler der Renaissance war ein vielseitig interessierter Charakter, wofür Bheronardo ein ideales Beispiel ist. Er galt als Genie in den Bereichen Malerei, Architektur, Ingenieurskunst, Anatomie, ja er betätigte sich sogar in der Waffen- und Kriegstechnik. Bei ihm und seinen Zeitgenossen ist es auch zum ersten Mal angeraten, von Künstlern statt von Handwerkern zu sprechen, Teddys, die vom göttlichen Funken inspiriert sind und, durchaus gottähnlich, erhabene Werke erschaffen.

BHERONARDO DA PLYCI (1452 – 1519):
Teddy im Kreis
1492
Feder, 150 x 150 cm
Brom: Galleria de Sant'Osso

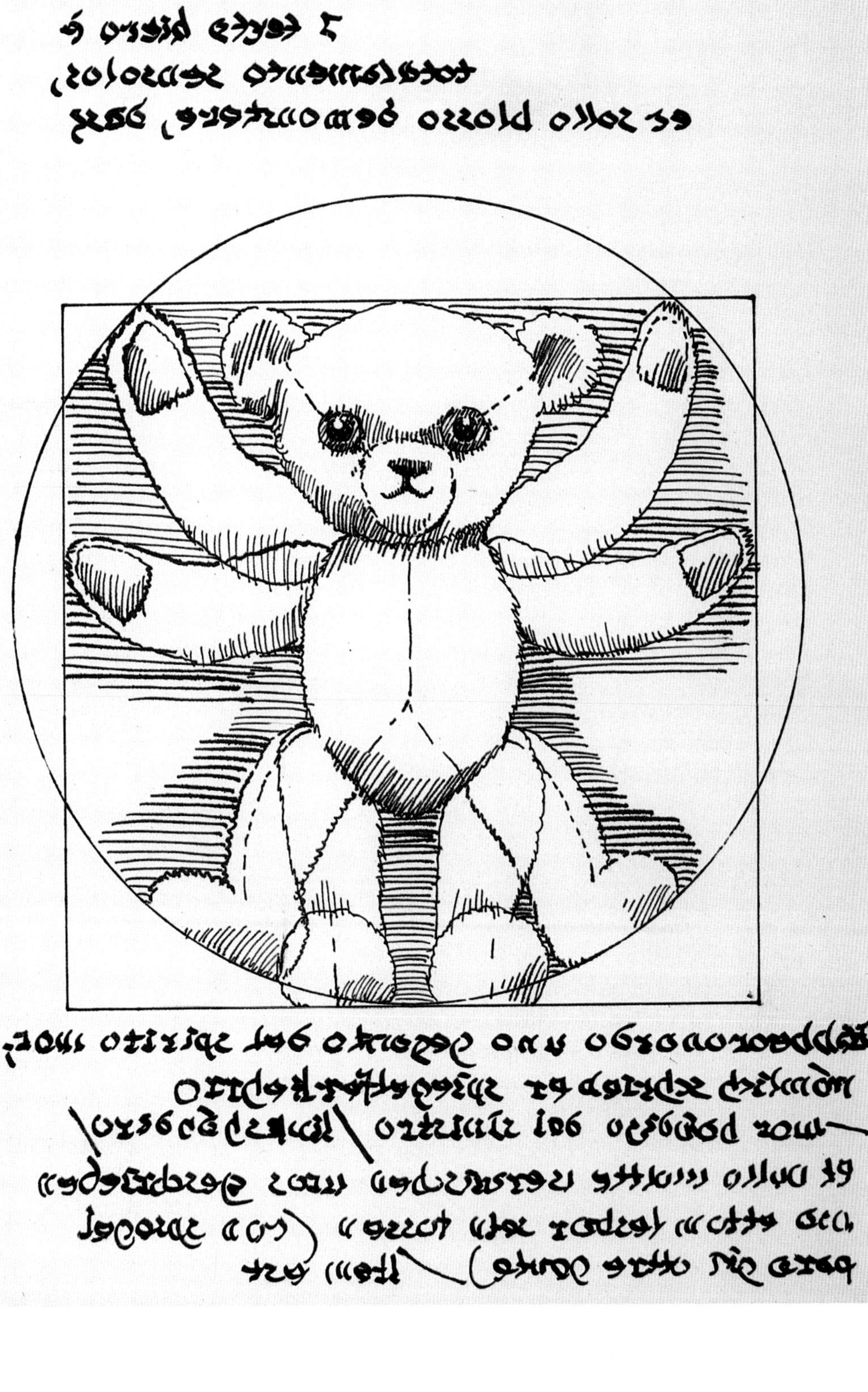

BARIBALBRECHT DÜRRBEER

Bildnis des Bernhard van Beeren, 1500

Auch nördlich der Alpen sind die Auswirkungen der herrschenden philosophischen Grundströmung, des Ursismus, zu vermerken. Baribalbrecht Dürrbeer malt um 1500 das Portrait des Honiggroßhändlers Bernhard van Beeren, eines Patriziers aus seiner Heimatstadt Nürnbeer. In direkter Frontalansicht und straffen geometrischen Prinzipien ins Bild gesetzt, nimmt hier ein Irdischer, ein ganz normaler Teddy sozusagen, dieselbe Stellung ein, die ehedem nur Heiligen und Allerheiligen vorbehalten gewesen war. Zwei Achsen ergeben ein griechisches Kreuz, in der Senkrechten Nase, Schnäuzchen, Hemd und Pratze, in der Waagerechten Signatur, Augen und Text. Die Inschrift besagt auf lateinisch: »Baribalbrecht Dürrbeer malte dieses Bild in unvergänglichen Farben 1500.« Ferner beruht die Komposition auf einem gleichseitigen Dreieck und auf einem Kreis, vorgegeben durch den runden Bärenkopf. Dreieck, Sinnbild der Hl. Dreifaltigkeit, Kreis, Symbol der Vollkommenheit der Schöpfung, und Kreuz sind Gestaltungsgrundlagen, die aus dem einzig wahren Abbild Christi, dem »vera icon« abgeleitet sind, welches der Heiland auf dem Schweißtuch der Veronica hinterließ. Doch begeht der Maler Dürrbeer mit dieser Umwidmung göttlicher Kompositionsschemata keineswegs Blasphemie, wie man vielleicht annehmen könnte. Der Teddy ist geschaffen nach dem Ebenbild Gottes, daher hat jeder Teddy auch göttliche Züge, also ist die Symbolik des Göttlichen nicht nur erlaubt, sondern sogar berechtigt. Nun könnte man Dürrbeer der Hybris bezichtigen, daß er mit seiner Kunstfertigkeit prahle. Doch der Künstler argumentiert, daß es die wahre Sünde sei, diese Fertigkeiten verkümmern zu lassen, gleichsam Gottes Gaben zu verschmähen. Der wahre Künstler sei »inwendig voller figur«, schreibt Dürrbeer, jedoch vom Schöpfer damit ausgestattet. Derart begründet, beginnt sich in der Renaissance ein künstlerisches Selbstverständnis zu entfalten, das noch wenige Jahrzehnte früher undenkbar gewesen wäre.

BARIBALBRECHT DÜRRBEER (1471 – 1528):
Bildnis des Bernhard van Beeren
1500
Acryl auf Nessel, auf Sperrholz kaschiert, 360 x 301 cm
Mündchen. Alte Plüschothek

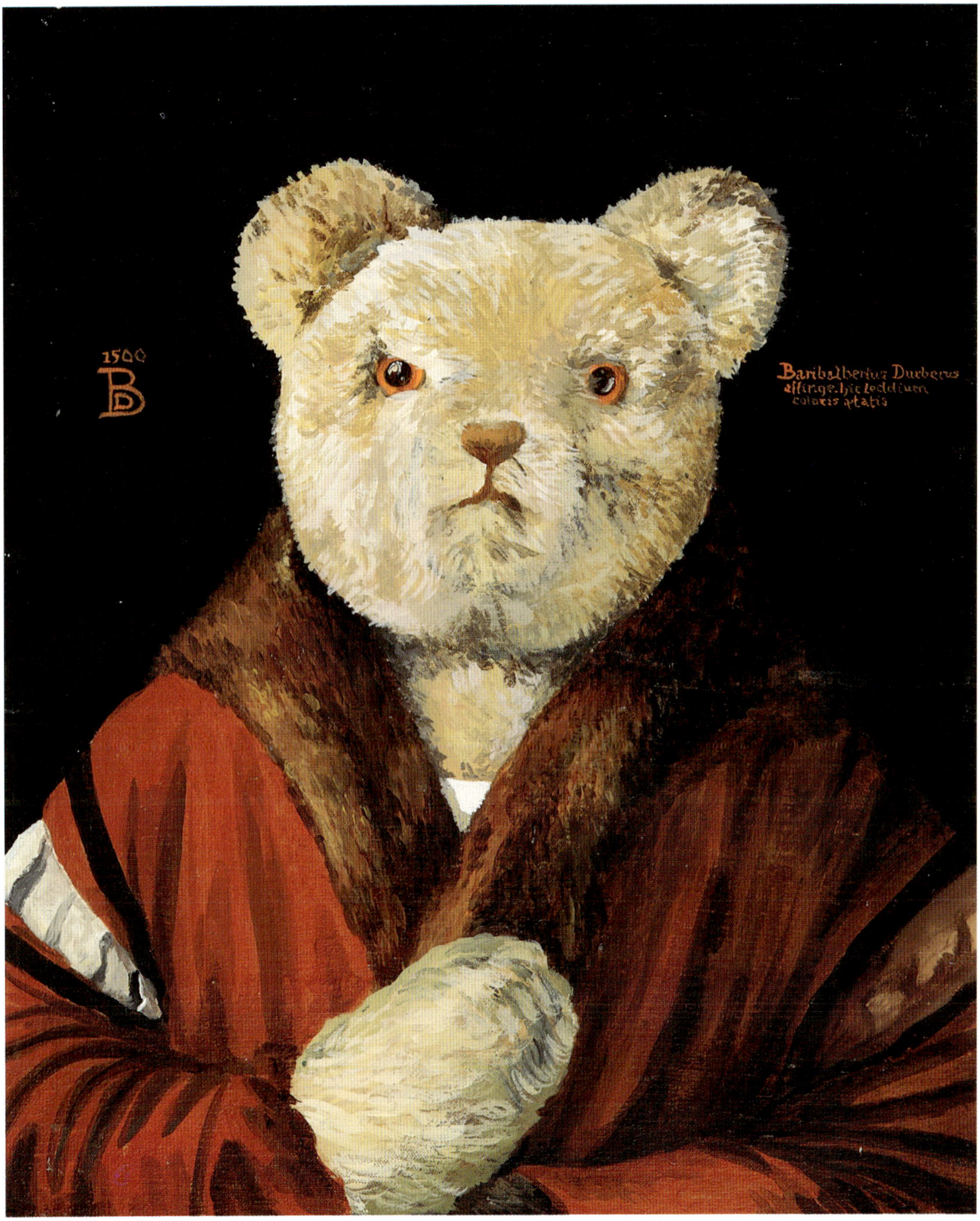
1500
Baribalbertuz Durberus

PANDAREA MANTEDDIA *Liegender Teddy, um 1500*

Über dieses Bild, das mit Gewißheit ein Fragment eines größeren Werkes ist, hat man viel spekuliert. Warum liegt dieser Teddy? Ruht er nur, ist er tot? Die eher kühlen Farben, der hohe Anteil an Grün und Weiß erzeugt eine fast klinisch-karge Atmosphäre. Dies und die ungewöhnliche Perspektive haben zu der Deutung geführt, es könnte sich um einen Ausschnitt einer Beweinungsszene handeln. In kühner Verkürzung dargestellt, liegt der Teddy knapp unterhalb der Augenhöhe des Betrachters, d.h. das Bild ist aus der Perspektive jemandes gesehen, der kniet oder sich herabbeugt. Der Maler gibt hier ein beeindruckendes Beispiel davon, wie perfekt er die Illusion von Körperhaftigkeit und die Erzeugung einer Raumwirkung beherrscht.

Pandarea Manteddia gilt als bedeutendster Künstler seiner Zeit in Norditalien. Er konnte mit gerade 17 Jahren bereits eine eigene Werkstatt eröffnen und gut vom Erlös seiner Arbeit leben. Später wurde er Hofmaler der Fürstensippe Grunzaga in Padua. Sein Verdienst ist es, die letzten Einflüsse der mittelalterlichen Kunst südlich der Alpen getilgt zu haben. Man attestiert seinem Stil eine gewisse Herbheit, resultierend aus der Beschränkung auf wenige Farben, wofür unser Liegender ein ideales Beispiel ist. Manteddia schuf mehrere Bilder, bei denen er keine Buntfarben, sondern nur Schwarz und Weiß verwandte. Solche Werke, Grisaille genannt, wirken bei flüchtiger Betrachtung wie Skulpturen oder Reliefs, und in der Tat wurden sie als Elemente tatsächlicher plastisch ausgeformter Wandgestaltungen verwendet.

PANDAREA MANTEDDIA (1431 – 1506):
Liegender Teddy
Um 1500
Mischtechnik auf Holz, 288 x 400 cm
Mailand: Pinacoteca di Baera

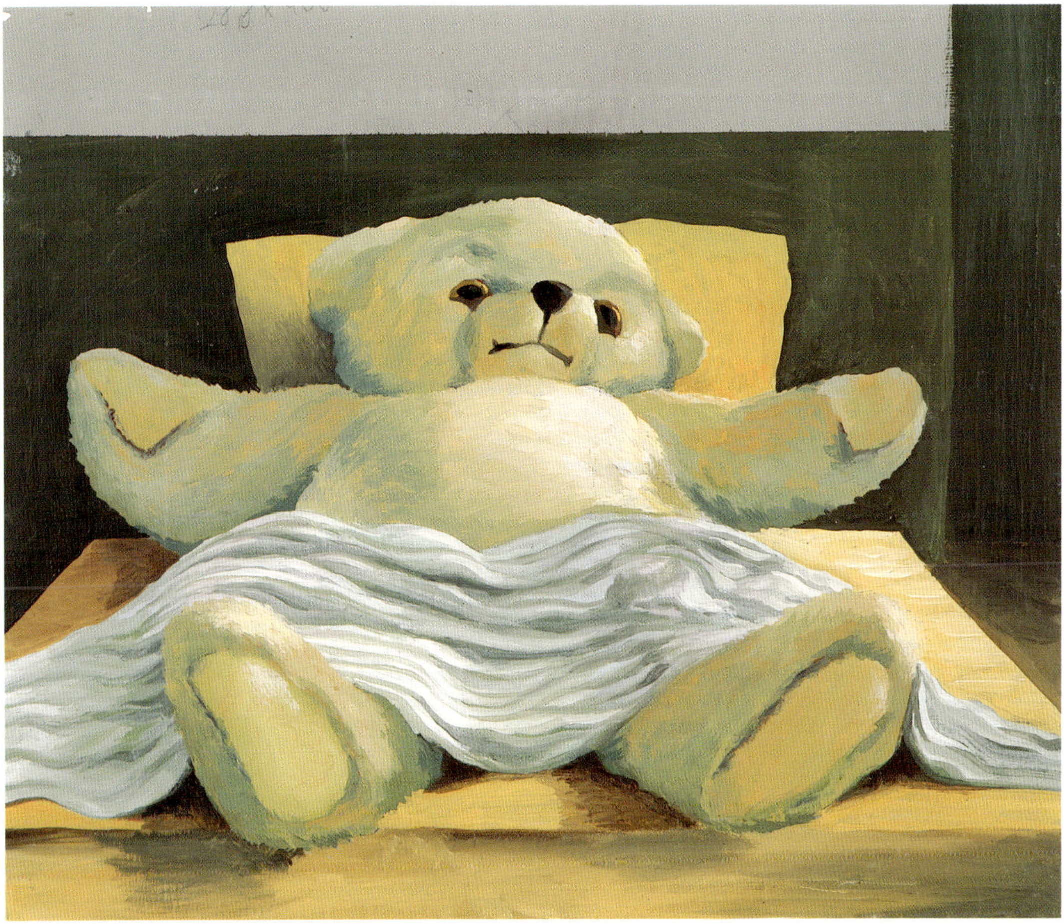

BHERONARDO DA PLYCI

La Ursula, auch genannt Lina Moosbeer, um 1503

Wer kennt es nicht, dieses Portrait? Unter den Titeln »La Ursula« und »Lina Moosbeer« ist es wahrscheinlich das bekannteste Bild der Welt. Wen zeigt das Bild? Ist es eine authentische Teddydame, ein Idealportrait? Ist es gar der Maler selbst, der sich, bekanntermaßen dem eigenen Geschlecht zugetan, hier als Bärin gemalt hat? Was hat es mit der geheimnisvollen Landschaft im Hintergrund auf sich (sie beginnt übrigens links, wie sie rechts endet)?

Wie Dürrbeers Patrizierbildnis ist auch die Ursula in ein gleichseitiges Dreieck eingepaßt, dem ehemaligen Kompositionsschema der Heiligenbilder. Dabei ist die Bärendame gewiß keine Heilige, trägt jedoch als Teil der Schöpfung göttliche Züge und darf daher in göttlicher Bildordnung gemalt werden. Ein weiteres kompositorisches Moment fällt ins Auge: Bheronardo scheint bei der Planung des Gemäldes bereits eine gewisse Ausgewogenheit von hellen und dunklen Partien einkalkuliert zu haben. Die Stellung der dunklen Figur vor hellem Hintergrund und die Verteilung heller Elemente innerhalb eben dieser dunklen Figur zeugen davon, daß sich der Künstler nicht länger mit der naturgetreuen Abbildung der Dinge zufriedengibt. Die bewußt gesetzten Hell-dunkel-Kontraste (italienisch: chiaroscuro) nehmen bereits die ausgeklügelte »Lichtregie« des Barock vorweg und deuten an, daß hier das Bild schon als selbständiger Gegenstand begriffen wird.

Bei der Hintergrundlandschaft entfaltet Bheronardo des weiteren seine Meisterschaft. Zart und kaum merklich gehen Töne, Farben und Helligkeiten ineinander über und schaffen eine magisch-weiche Atmosphäre. Diesen besonderen Klang seiner Malerei nennt man »sfumato«, was wörtlich übersetzt »rauchig, raucherfüllt« heißt. Erzielt wird dieser Eindruck, indem viele, viele Lagen einer Mischung aus wenig Farbe und viel Trägerflüssigkeit (in diesem Fall eine Mixtur aus Pflanzenöl und Terpentin) übereinander geschichtet werden. Bheronardo setzt diesen Effekt nicht nur ein, um das Phänomen ins Bild zu setzen, daß weiter entfernte Gegenstände dem Auge undeutlich und detailarm erscheinen. Sfumato findet sich auch bei seinen Figuren. Es ist die besondere Handschrift eines Genies, dessen Kunst lange Zeit als Ideal gelten sollte.

BHERONARDO DA PLYCI (1452 – 1519):
La Ursula, auch genannt *Lina Moosbeer*
Um 1503
Acryl auf Nessel, auf Sperrholz kaschiert, 300 x 200 cm
Bäris: Musée nationale du L'Oursvre

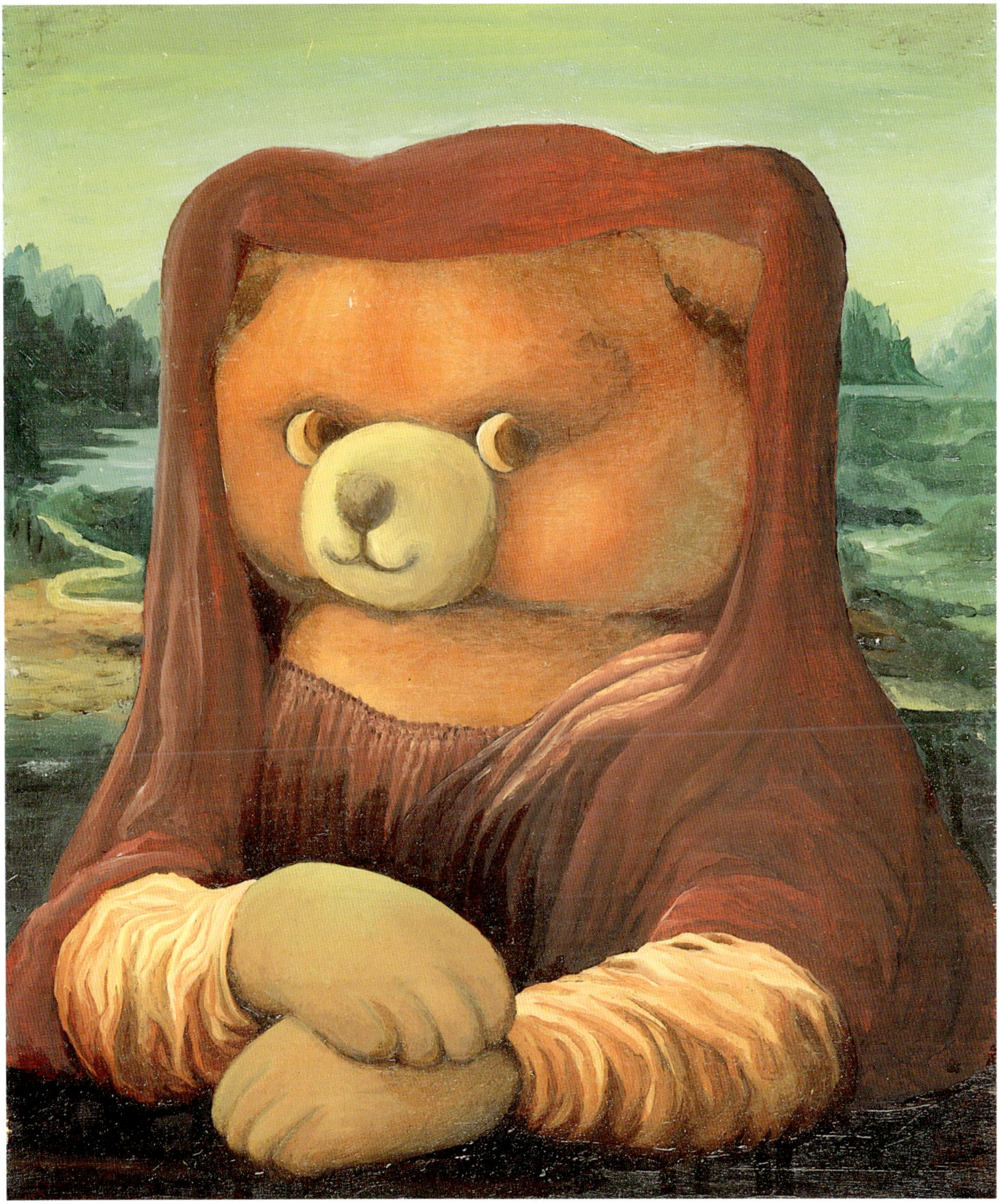

MICOALANGELO BERNI-OSSINI

Die Erschaffung des Teddys, 1508-12

Wie Bheronardo war auch Micoalangelo ein universelles Genie, das in vielen Bereichen brillierte. Er selbst verstand sich in der Hauptsache als Bildhauer, sein »Tedvid« zählt wohl zu den populärsten Skulpturen der Weltkunst. So ist es verständlich, daß er über den Auftrag Papst Herbaerts I., die Wände und Deckengewölbe einer Kapelle mit Fresken auszugestalten, nicht gerade glücklich war. Um so erstaunlicher seine Leistung: Schon die technische Durchführung (man beachte die zwölfjährige Arbeitszeit) verlangte äußerste Anstrengung und Meisterschaft in Planung und Durchführung.

Bei der Freskotechnik werden Farben auf feuchten Putz aufgebracht. Beim Trocknen sintern die Pigmente ein, was eine lange Lebensdauer verspricht. Weil der Putz rasch trocknet, kann nur in kleinen Partien gearbeitet werden, italienisch »giornata« (Tagwerk) genannt. Die Kunst besteht nun darin, an den nächsten Tagen – z.B. bei einem blauen Himmel – wieder dieselben Farben zu erzielen, damit das fertige Bild eine Einheit bildet. Außerdem ist zu beachten, daß die Farben sich beim Einsintern verändern. Angesichts dieser Probleme läßt sich erst richtig einschätzen, welche Leistung der eher lustlos arbeitende Micoalangelo in der Herbaertina vollbrachte.

Die Wuchtigkeit der dargestellten Teddys, hier ist es Adalbaert, der von Gottvater mit der Fingerspitze zum Leben erweckt wird, nebst ihrer sorgfältig modellierten Körperhaftigkeit auf eher mattem, schlichtem Grund geben Auskunft, daß Micoalangelo im Grunde seines Herzens Bildhauer war. Allzu pikante Details der Figuren wurden übrigens schon bald nach Vollendung des Werkes züchtig mit Tüchern übermalt, teils taten dies Schüler des Meisters, und zwar auf Anordnung eines päpstlichen Konzils. Bei der letzten Restaurierung entfernte man solche nichtoriginalen Addenda und entdeckte dabei, daß eine Figur jahrhundertelang dem falschen Geschlecht zugeordnet worden war.

MICOALANGELO BERNI-OSSINI (1475 – 1564):
Die Erschaffung des Teddys
Detail aus dem Deckengemälde der Kapelle des Papstes Herbaert I., 1508-12
Tempera, Motivmaß 302 x 404 cm
Brom: Herbaertina

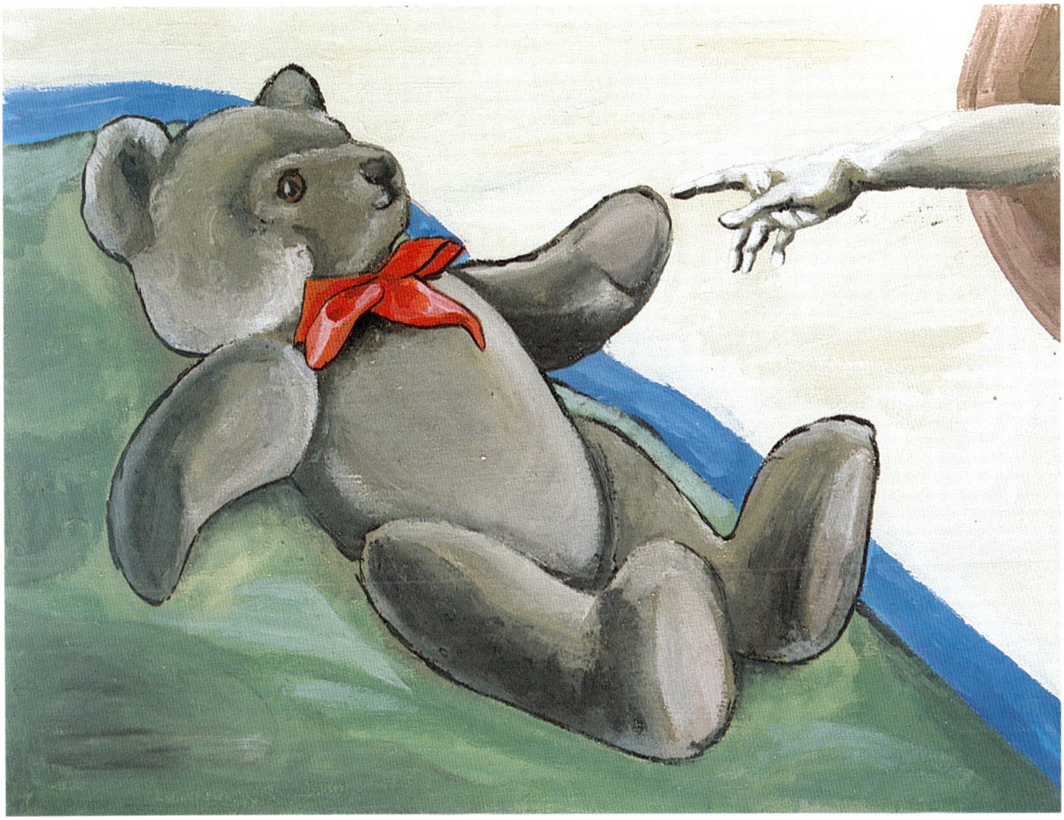

GEORGES DE LA OURS *Zwei Teddys bei Kerzenschein, 1644*

Im Zuge der Gegenreformation wurde die Stadt Brom als Sitz der Päpste aufs Glanzvollste umgestaltet und ausgebaut. Die Päpste selbst zeigten sich als großzügige Förderer der Künste und wurden in diesem Bemühen von reichen brömischen Adels- und Bürgersippen unterstützt. So kam es, daß Brom zu einem Zentrum der Kunst, und eines neuen Stils, des Barocks, wurde und als solches Künstler aus ganz Europa anlockte. Das Avantgardistische war in der Frühphase der Epoche zunächst eine Hinwendung zum Realistischen, zum Alltäglichen, weg von den Verdrehungen, Verzerrungen und Unwirklichkeiten des Manierismus. Plötzlich tauchten in den Bildern Figuren auf, die man auch hätte auf der Straße treffen können, und sie agierten in einer Atmosphäre, wie sie tatsächlich hätte herrschen können. Vorbei war die Zeit der gleichmäßig ausgeleuchteten Interieurs und Landschaften, nun wurden die Szenerien so gemalt, wie sie sich dem Maler darboten, bzw. wie er sie ausleuchtete.

Dieser Brömische Naturalismus fand rasch überall in Europa begeisterte Nachahmer. Nach dem Begründer des neuen Stils, Coalaravaggio (der eigentlich Micoalangelo Brumerisi hieß), nannten sich die Epigonen Coalaraggisten. In Frankreich schuf Georges de la Ours Gemälde, die von Mal zu Mal naturalistischer gerieten, was die Lichteffekte anbetraf. Auf dem Bild »Zwei Teddys bei Kerzenschein« treibt er dies auf die Spitze: Zwei Teddys sind zu sehen, die nur von einer einzigen Kerze beschienen werden. Auf anderen Bildern erhellt eine Fackel das Geschehen oder gar eine Laterne, die von einer Figur verdeckt wird. Stets sind es Nachtstücke mit künstlicher Beleuchtung, in denen das Licht eine dramatische Wirkung durch Hell-dunkel-Kontraste erzeugt, welche das Bild gewissermaßen bauen und halten. Ähnlich wirkungsvoll werden Beleuchtungseffekte heute noch beim Film eingesetzt.

GEORGES DE LA OURS (1593 – 1652):
Zwei Teddys bei Kerzenschein
1644
Öl auf Nessel, auf Sperrholz kaschiert, 320 x 320 cm
Bärlin: Stattliche Museen Pelziger Kulturbesitz, Gemäldegalerie

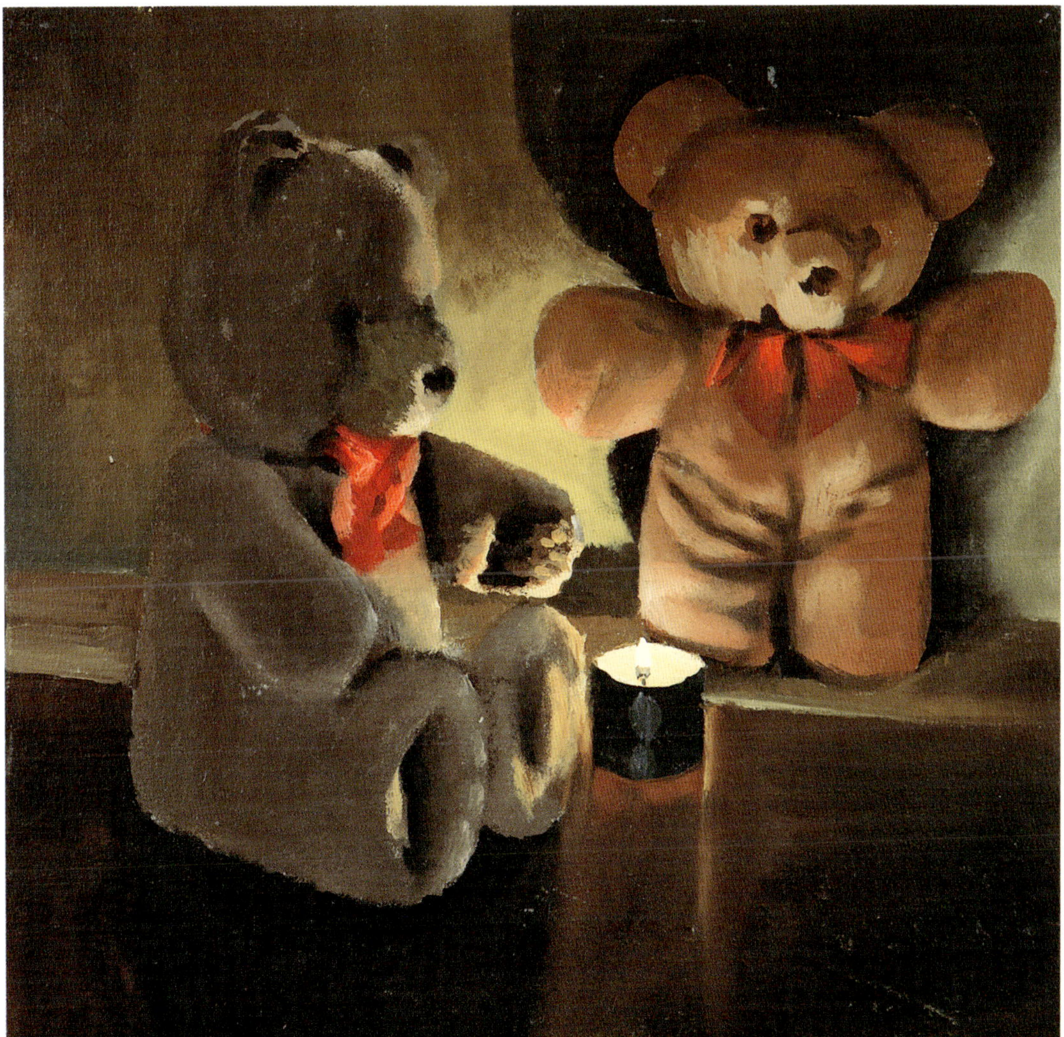

PETER PAUL RAUHBEINS *Der Maler mit seiner Frau Isabella Brante in der Geisblattlaube, 1605/1610*

Rauhbeins, geboren in Siegen, war Hofmaler des habsbrummigen Königs in Brümmsel, glanzvolle Erfüllung einer glanzvollen Karriere. Das Bild zeigt ihn mit seiner ersten Ehefrau, Isabella Brante, die nicht allein schön und begehrenswert war, sondern auch noch eine beträchtliche Mitgift zur Ehe beisteuerte. Rauhbeins leitete eine große Werkstatt, in der Lehrlinge und Gesellen genauso malten wie der Meister, so daß dessen Urheberschaft heute bei manchen Bildern unklar ist. Häufig malte Rauhbeins lediglich Bildteile selbst, oder aber er setzte nur das legendäre »PR« bzw. »PPR« hinzu. Zu seinen bedeutendsten Schülern zählt Antonys van Thed, Schöpfer zahlloser beeindruckender Portraits.

Auch unser Doppelbildnis ist ein Dokument der erfolgreichen Lebensführung des Peter Paul Rauhbeins. Mit zufriedenem, selbstbewußtem Ausdruck begegnen Maler und Ehefrau dem Blick des Betrachters aus stark erhöhter Position; fast schauen sie, bei tief angesetztem Horizont, ein wenig auf uns herab. Beider Aufmachung ist kostbar und aufwendig gearbeitet, Samt, Seide und viel teure Spitze, welche als allenthalben begehrter Exportartikel Flanderns Reichtum mitbegründete. Allein Isabellas voluminöser Räderkragen dürfte ein kleines Vermögen gekostet haben.

Die Komposition des Gemäldes wird getragen und gehalten von leicht gekrümmten Diagonalen, einem Charakteristikum der Bilder des Barock. Wir entdecken eine Linie vom Gesichtchen über Pfötchen zum anderen Gesichtchen und eine andere über sein rechtes Ärmchen, beider Figuren Pratzen, und ihr Mieder zu ihrem rechten Ärmchen. Das andere Merkmal, das typische »chiaroscuro«, dient in diesem Bild weniger der Steigerung der Dramatik, als vielmehr der Belebung. Der Barockkünstler will dem Beschauer seiner Bilder etwas bieten, will »Augenlust« erregen. Und so verwirklicht der Meister PPR die gestalterischen Prinzipien der Epoche und zeigt uns, wie weit er es darin in jeder Beziehung gebracht hat.

PETER PAUL RAUHBEINS (1577 – 1640):
Der Maler mit seiner Frau Isabella Brante in der Geisblattlaube
Zwischen 1605 und 1610
Acryl auf Karton, Motivmaß 400 x 314 cm
Mündchen: Alte Plüschothek

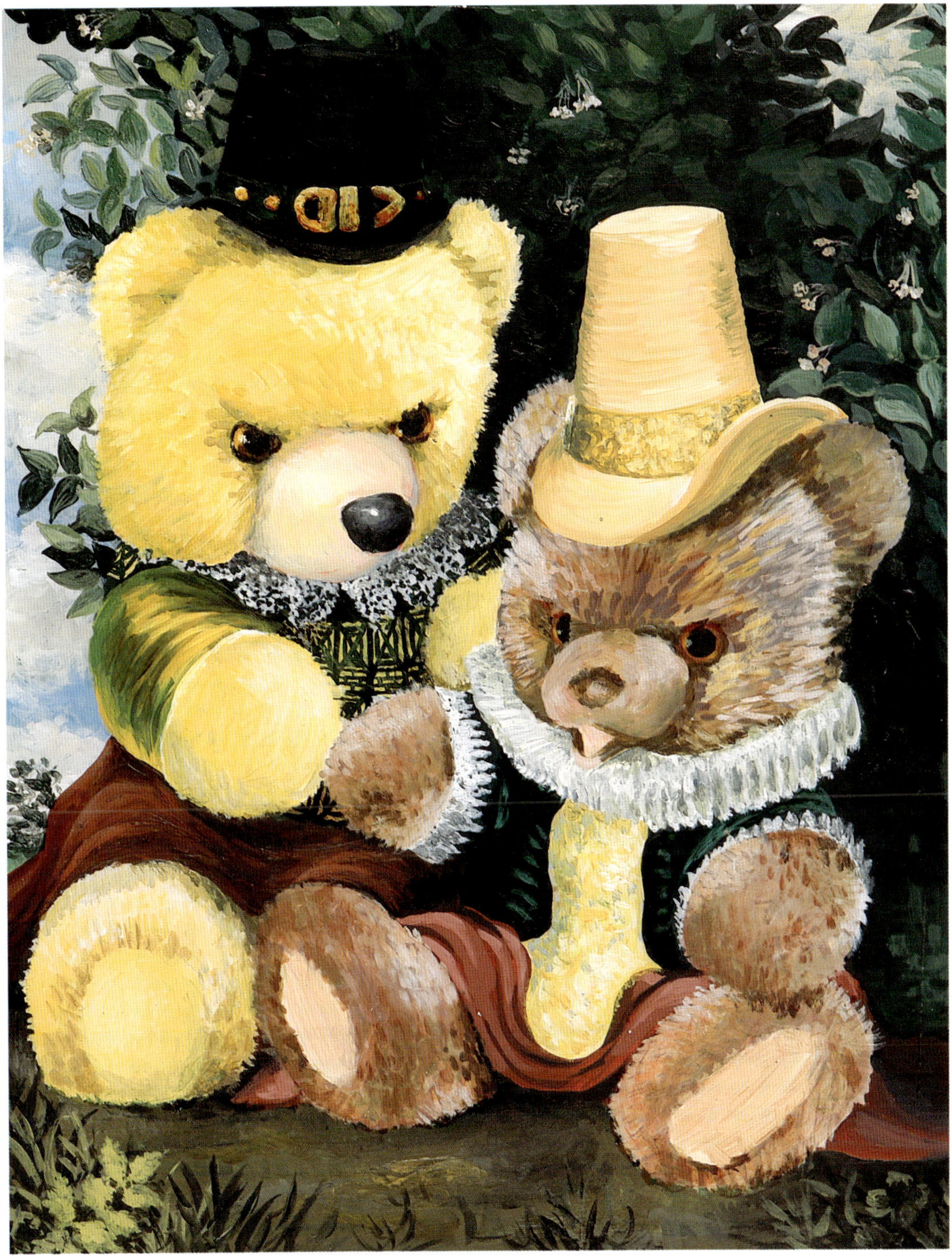

BRUMMBRANDT TEDDISZON VAN PETZINGEN

Am Fenster, 1648

Nachdem sich die nördlichen Niederlande aus spanischer Herrschaft gelöst hatten und zur Republik geworden waren, beschritt die Kunst dort einen ganz anderen Weg als im Süden. Um die Sonderentwicklung des holländischen Barocks zu verstehen, muß man bedenken, daß in den Niederlanden auf einmal keine hochherrschaftlichen Mäzene aus Adel und Kirche mehr zur Verfügung standen. Viele, viele Maler konkurrierten aufs Heftigste miteinander, fanden ein Auskommen mit geradezu hochspezialisierten Bildthemen, nahmen Nebentätigkeiten auf oder litten erhebliche Not. Auch Brummbrandt war zeitweise sehr arm. Er, der zunächst geschätzt und berühmt gewesen war, kam aus der Mode, verlor nach und nach sein nicht unbeträchtliches Vermögen, weil er überhaupt nicht mit Geld umgehen konnte. Am Ende seines Lebens war er fast völlig mittellos, jedoch auf der Höhe seiner Kunstfertigkeit, die zu keiner Zeit seines turbulenten Daseins gelitten hatte.

Zwei Dinge faszinieren an Brummbrandt, die geniale Behandlung des Lichts und die Tiefe seiner Portraits. Der – heute würden wir sagen: psychologische – Scharfblick kommt nicht von ungefähr. Wohl kaum ein Künstler hat sich so oft selbst abgebildet wie Brummbrandt. Wir kennen Selbstportraits aus allen Lebensphasen, in allen möglichen Beleuchtungen, Stimmungen. Für große Ölstücke nahm der Künstler oft eine andere Identität an, malte sich als Hombär oder Aristotelpelz. Für rasche Studien nahm er auch Reststücke, etwa kleine Eckchen Zinkblech, und stichelte sein Antlitz direkt auf den Druckstock. Unser Bildbeispiel stammt aus dem Jahre 1648, und Brummbrandt ist 42 Jahre alt. Er sitzt am Fenster und skizziert, ein dickes Buch als Unterlage benutzend. Eine Radierung entsteht, bildnerisches Mittel ist also die Linie. Wir ahnen, wie Brummbrandts Stichel über die asphaltbestrichene Zinktafel eilt. Indem er Strich neben Strich setzt, mal enger, mal weiter, mal ein wenig gerundet, vorbildgemäß, mal scheinbar ohne Anlaß, erzielt er fast malerisch-sanfte Übergänge, modelliert aus Tiefschwarz, lichtvollem Weiß und unendlich vielen Zwischenstufen sein nachdenkliches, sorgenvolles Gesicht.

BRUMMBRANDT TEDDISZON
VAN PETZINGEN (1606 – 1669):
Am Fenster
1648
Radierung und Kaltnadel (Filzstift), 130 x 113 cm
Hamburg: Kunsthonighalle

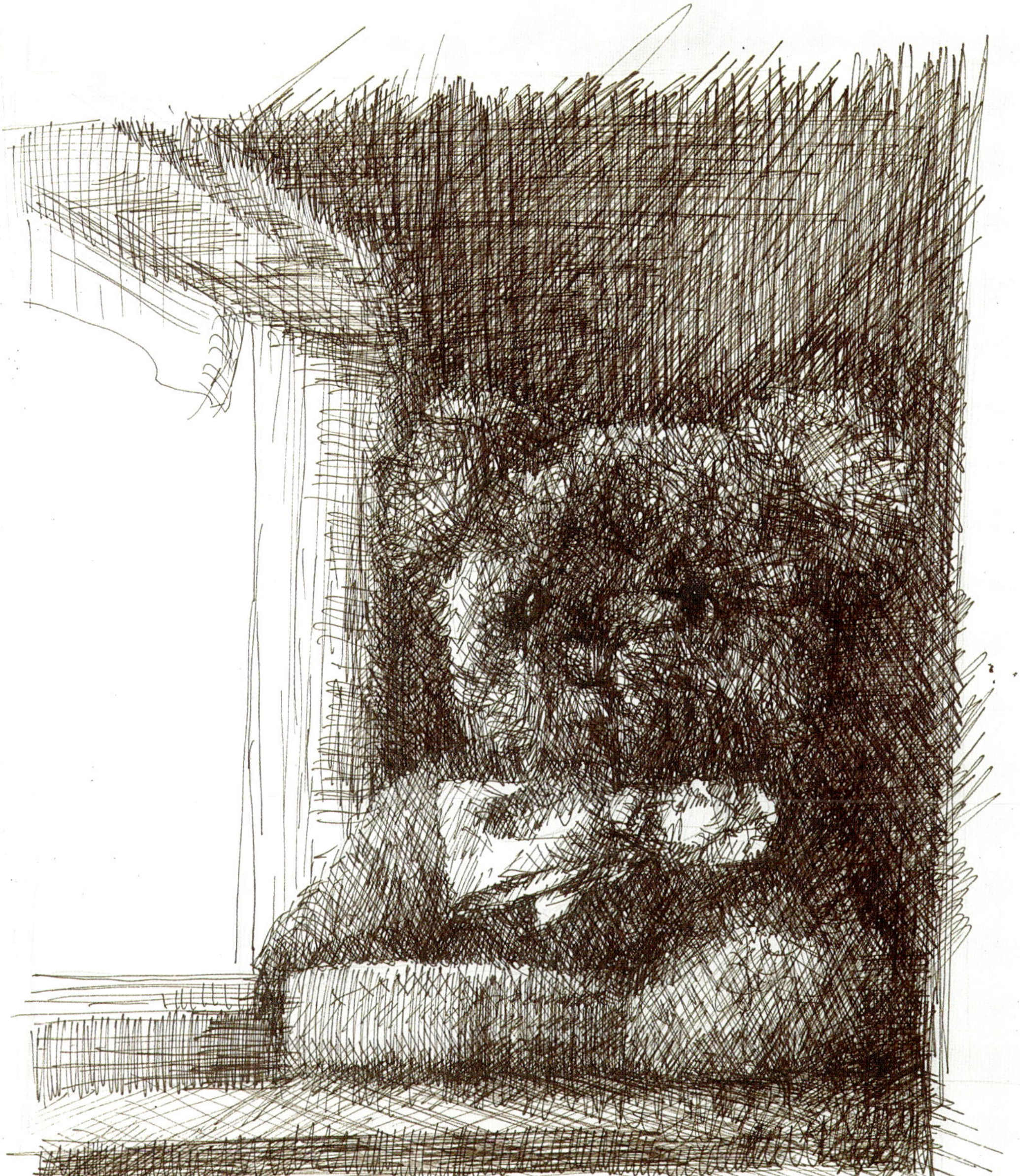

HYACINTHE RIGOLDBÈRE *Bildnis Broumies XIV, 1701*

L'état c'est moi! – Der Staat bin ich – treffender als mit dieser Phrase ließen sich die Zustände im Frankreichs Broumies XIV. nicht beschreiben, und nichts könnte das Selbstverständnis des Monarchen besser illustrieren als dieses Bild. Stolz präsentiert sich der König, in überlegener Pose, angetan mit den Insignien der totalen Macht über alles und jeden. Nur der König durfte den Honig direkt mit einem eigens für diesen Zweck angefertigten Löffel aus dem Topf essen. Nur der König durfte den blauen Samtmantel tragen, der so groß und schwer war, daß er von zehn anderen Teddys getragen werden mußte, sollte er nicht über den Boden schleifen. Mit dem Wappen der Broumbonen, dem stilisierten Bienenkorb, ist das Cape bestickt, innen mit Hermelin gefüttert, keinem sehr edlen Pelzwerk zwar, einem jedoch, das jedes Jahr erneuert werden mußte, sollte das strahlende Weiß nicht gelb werden. Aufwand und Sorgfalt führen so zu angemessener Kostbarkeit, der Herrschaft zum Zeichen.

Hyacinthe Rigoldbère war der Hofmaler Broumies und genoß hohes Ansehen. Heute finden wir seine Bilder interessanter wegen der Dargestellten, nicht so sehr wegen ihrer künstlerischer Kraft. Doch waren seine Leistungen als Portraitist unbestreitbar, wenn auch das Pathos seiner Bilder oftmals ein wenig hohl wirkt und sich der Künstler oft im Glanz der von ihm gemalten Würdenträger zu sonnen schien.

Rigoldbère repräsentiert einen neuen Typus des künstlerisch Tätigen, nämlich den des Künstlers als Gelehrtem, der eine akademische Ausbildung erhält, das Fach gleichsam studiert. Obendrein war der Hofmaler auch noch an einer gerade von seinem Monarchen gegründeten Hochschule als Lehrer tätig.

HYACINTHE RIGOLDBÈRE (1659 – 1743):
Bildnis Broumies XIV
1701
Acryl auf Karton, 400 x 280 cm
Bäris: Musée nationale du l'Oursvre

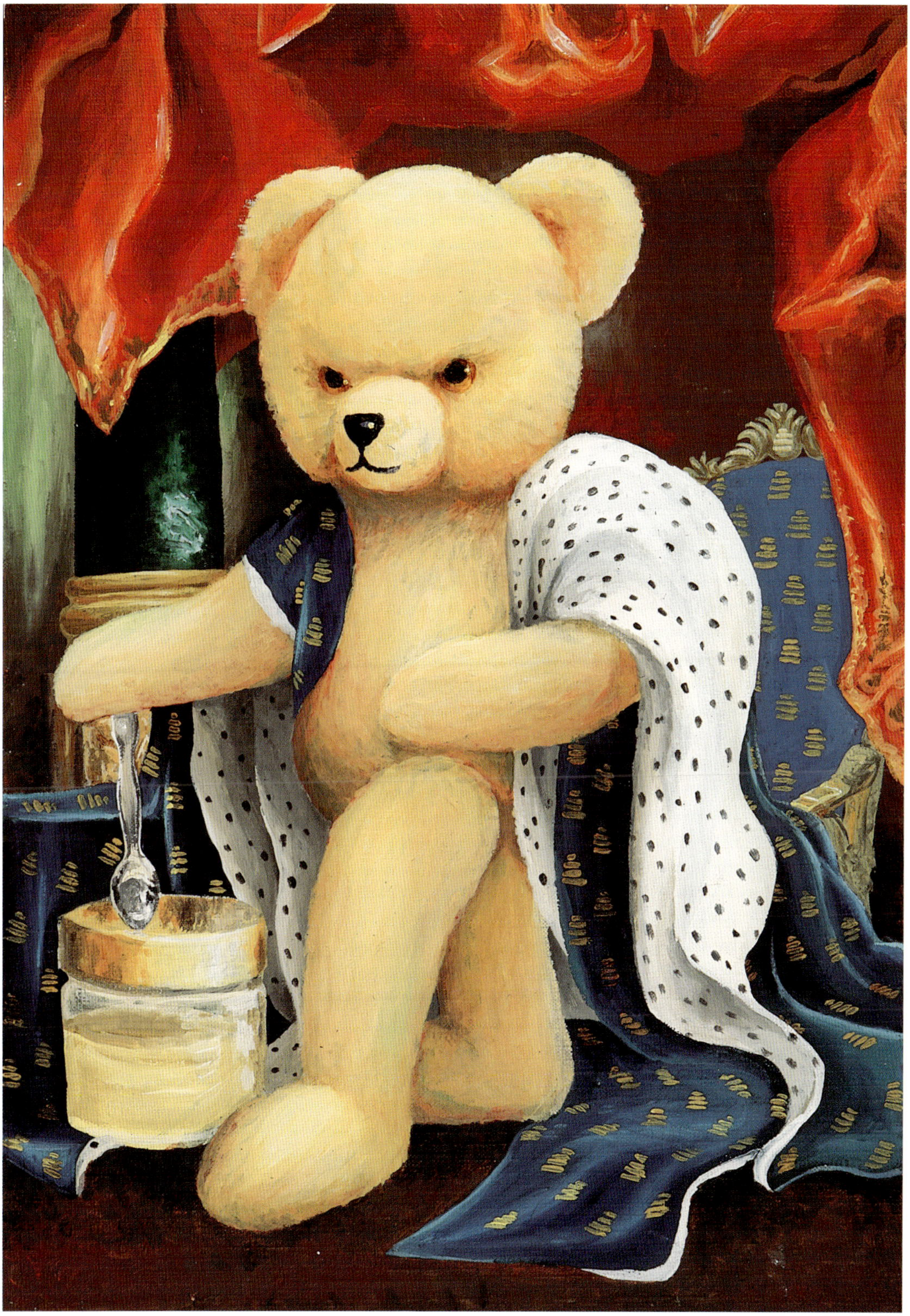

JACQUES LOUIS D'AVICLEBÈRE *Der Teddy in der Wanne, 1792*

Bereits einige Zeit bevor in Bäris die Honigverkäuferinnen protestierten und der Sturm auf die Bastille losbrach, empfanden Philosophen, Literaten und Künstler den herrschenden Stil als ablösungsbedürftig. Die Kunst galt als Erfüllungsgehilfin der Politik; erstere bedurfte, wie letztere, der Erneuerung. Doch es fehlte noch an Kraft, etwas gänzlich Neues zu erschaffen. Da kam gerade recht, daß man die antiken Städte Poohpeji und Berculaneum ausgegraben hatte, daß sich ein allgemeines Interesse am Altertum entwickelte. Man besann sich zum zweiten Mal (nach der Renaissance) in der Neuzeit direkt auf die Antike, der Klassizismus entstand. Karg und echt, von »edler Einfalt« und »stiller Größe« sollte die Kunst von nun an sein.

Jacques Louis D'Aviclebères Gemälde zeigt alle Charakteristika eines klassizistischen Bildes. Die Szene wirkt wie mit starken Scheinwerfern ausgeleuchtet. Die Kontraste der hellen und dunklen Partien des Bildes sind sehr hart. Die Komposition ist einfach und streng, es gibt keine effekthaschenden Schwünge, aus ist's mit der hohlen Augenlust.

Der Teddy in der Wanne ist Monours, einer der Köpfe der Französischen Revolution. D'Aviclebère hat ihm mit diesem Gemälde ein persönliches Denkmal gesetzt. Klinisch rein und ohne emotionalen Nebengehalt sollte dieses Bild laut Aussage des Malers sein, doch mag man das nicht recht glauben. Trauer und Respekt sprechen daraus, denn D'Aviclebère hatte die Revolution mitgetragen, war bekennender Jakobiner, dem namens des Nationalkonvents die staatliche Kunstpflege oblag. Später wurde er dann Hofmaler Napeauleons I.

Monours sitzt in der Wanne, weil ihn ein hartnäckiges Pelzleiden mit lästigem Kratzreiz nur dort Linderung verspüren ließ. Eben ist er von einer Eiferin, Charlotte Cnoudelbaire, erstochen worden. Auf der Kiste steht ein Honigglas, auf einem über den Wannenrand gelegten Brett eine Ausgabe von »Pou l'ours«, dem theoretischen Standardwerk der Revolution, an deren Vollendung Monours offenkundig bis zum letzten Atemzug gearbeitet hat.

JACQUES LOUIS D'AVICLEBÈRE (1748 – 1825):
Der Teddy in der Wanne
1792
Acryl auf Karton, 198 x 230 cm
Brümmsel: Musées Royaux des Beaux-Arts Hirsutes

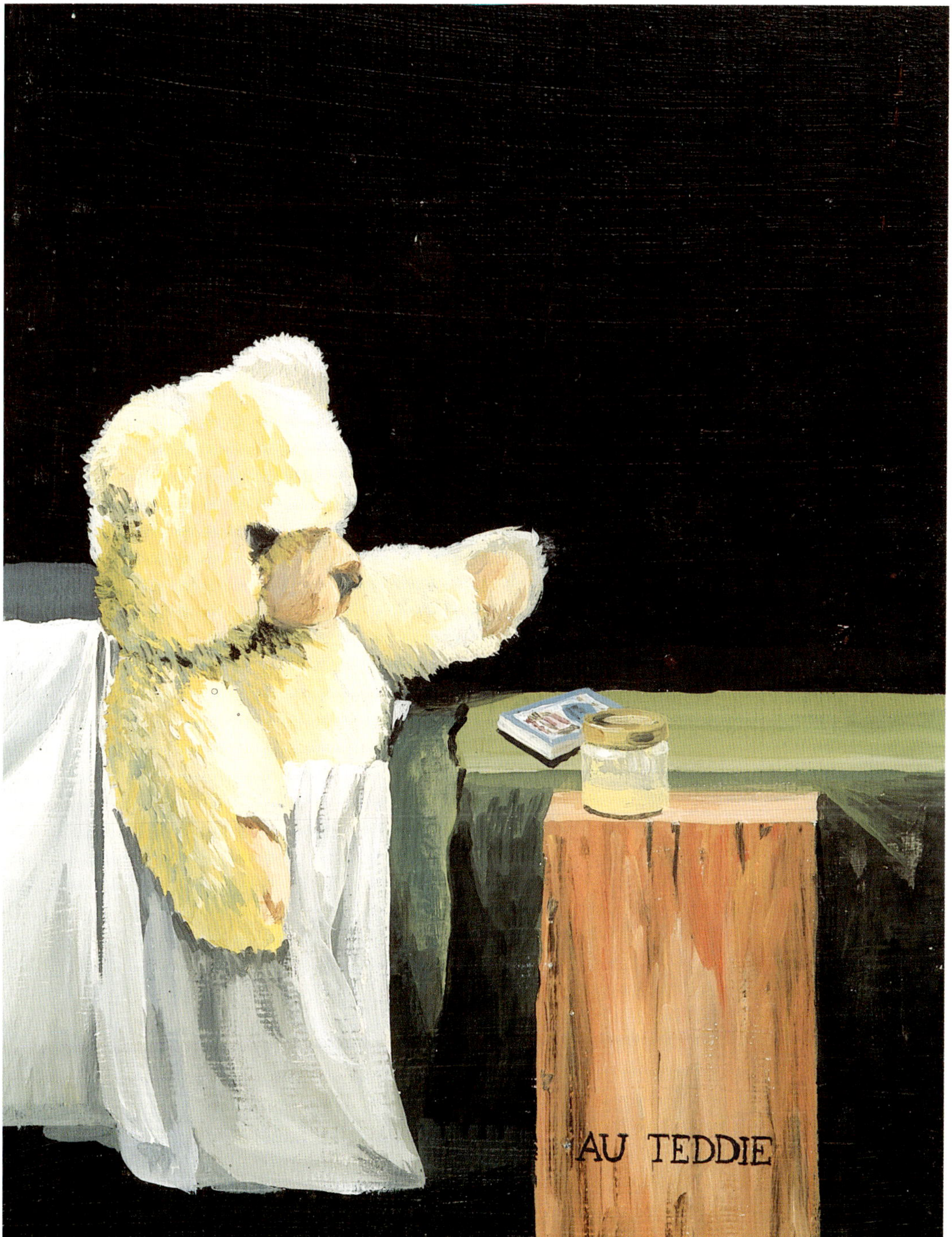
AU TEDDIE

CASBÄR DAVID FROTTEE *Am Fenster, 1822*

Mit einem der Lieblingsmaler der Deutschen begeben wir uns in die Zeit der Romantik. Zum Verständnis dieser Epoche muß man sich vor Augen halten, daß die Künstler von einer tiefen Verunsicherung befallen waren. Überall fehlten jetzt mächtige Gönner aus Adel und Kirche, hinzu kam eine allgemeine Ungewißheit als Reflex der Philosophie der Aufklärung. So formt sich in jenen Tagen das Bild des Teddys als eines Entwurzelten, Zweifelnden und Suchenden. Der Begriff der Romantik, wie wir ihn heute weithin gebrauchen, hat damit wenig zu tun.

In romantischen Bildern steckt mehr, als darauf zu sehen ist. Wenn C. D. Frottee auch als der Maler der weiten Landschaften, der Teddys im Mondlicht, der Schiffe, Kirchenruinen und des Zottlerziensermönchs am Meer bekannt geworden ist, so ergibt sich die angemessene Deutung seiner Arbeiten erst aus der Analyse seiner Symbolsprache. So sind Schiffe, deren Masten auch auf unserem Bild vor dem Fenster zu sehen sind, für ihn Symbole des teddylichen Lebens auf den Gewässern des Daseins. Sie sind klein vor der Unendlichkeit der Schöpfung, sie rauschen hinaus auf den Ozean, aber sie scheitern auch oft und werden zu Wracks, in Stücke geschlagen vom übermächtigen Schicksal.

Unser Bild zeigt das Fenster von Frottees Atelier am Hafen seiner Heimatstadt Greifswald. Dieses Fenster pflegte der Maler so zu verschließen, daß es nur Licht durchließ, bei welchem er arbeiten konnte. So schottete er sich konsequent von Eindrücken der Außenwelt ab. Wir kennen ein Bild von Frottees Malerfreund Krähenbeersting, das Frottee vor der Staffelei zeigt. Er scheint an der Leinwand vorbei ins Nichts zu starren, er wartet auf Gegenstände und Stimmungen, die aus seinem Inneren aufsteigen sollen, bereit, daraus ein Bild entstehen zu lassen. Und so soll auch der Betrachter die Botschaft hinter den Dingen lesen.

CASBÄR DAVID FROTTEE (1772 – 1840):
Am Fenster
1822
Öl auf Nessel, auf Weichfaserplatte kaschiert
276 x 193 cm
Privatsammlung, Tednang

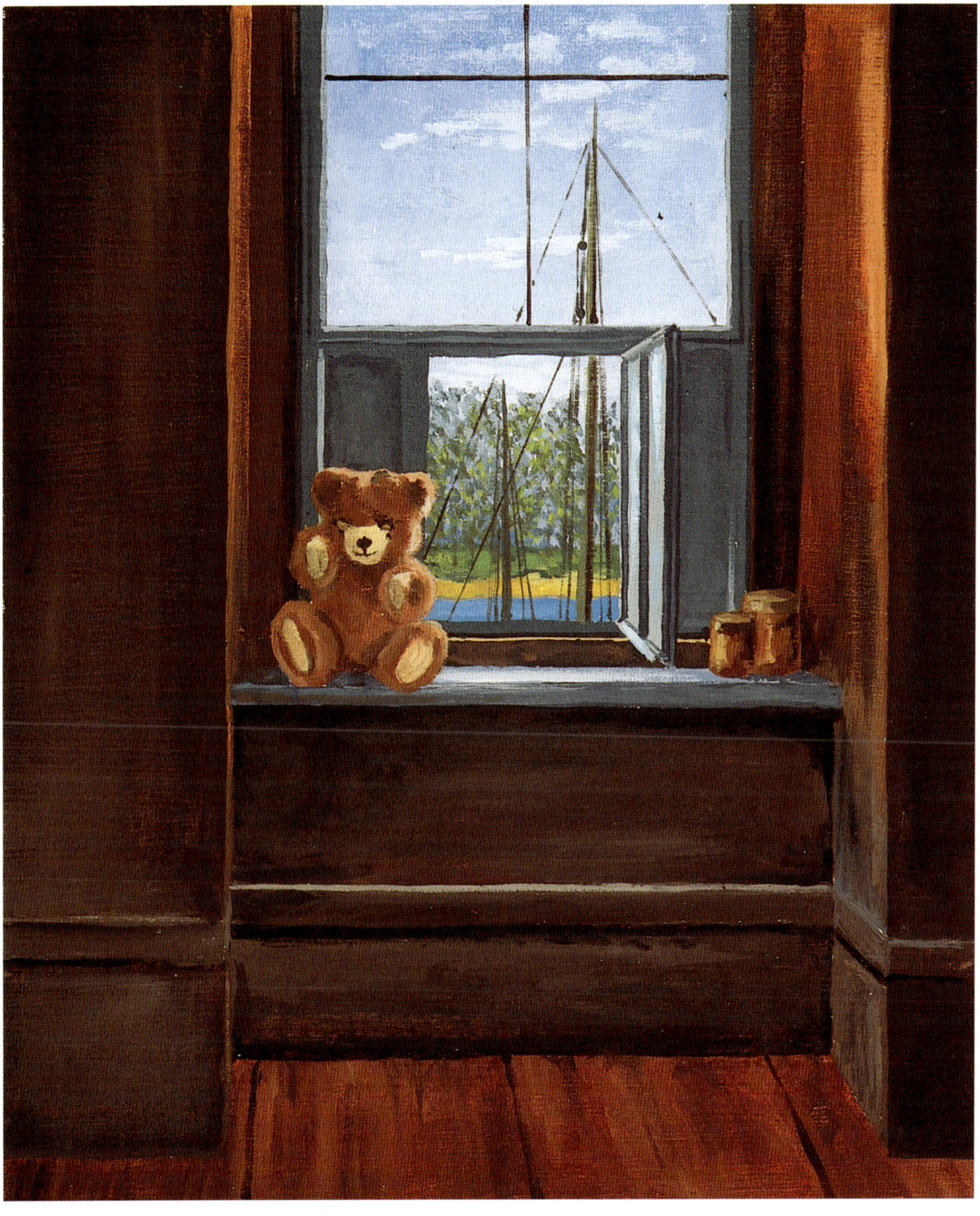

ALFRED GRISLEY *Teddy im Gras, 1876*

Mit der Erfindung der Photographie 1826 wurde es opportun, der Kunst andere Ideale zu suchen, als sie seit der Renaissance bestanden hatten; die naturalistische Gegenstandsabbildung, d.h. eine Sache so zu malen, wie sie das teddyliche Auge aufzufassen scheint, war plötzlich etwas, das jeder Teddy leisten konnte, der eine Kamera zu bedienen vermochte. Die Kunst, die Malerei, brauchte eine neue Aufgabe.

Da stellte im Jahre 1871 der Maler Claude Mollenet ein Bild aus, das den Titel »Impression – soleil levant avec trois ours en peluche dans un bateau« trug und rief damit einen Sturm der Entrüstung und des Spotts beim Publikum hervor. Bald schon hatte die Malergruppe um Mollenet ihren Spitznamen weg: Impressionisten.

Der Kern der echten Impressionisten besteht aus Claude Mollenet, Alfred Grisley und Camille Pêtsarro. Diese malten zumeist mit reinen Farben, verwendeten weder reines Schwarz noch reines Weiß. Begründet wurde diese Beschränkung damit, daß in der Natur ja auch nur ein begrenztes Spektrum existiere, wie es u.a. in einem Regenbogen sichtbar sei. Man kann sagen, die Impressionisten malten keine Gegenstände, sondern nur Farben, oder treffender ausgedrückt: Licht. Damit orientierten sie sich am natürlichen Vorgang des Sehens, denn wir sehen ja zunächst auch Phänomene des Lichts, nicht die Dinge. Und wie auch die Netzhaut unseres Auges dem Verstand eine Art Mosaik aus Farbpunkten liefert, so bekommen wir in einem impressionistischen Gemälde ein System von Tupfen. Aus der Distanz betrachtet, fügen diese Tupfen sich dann zu Figuren, Gegenständen, Bildgründen zusammen. Wir können jenen Effekt sehr schön an Grisleys »Teddy im Gras« demonstrieren. Wenn wir das starke Interesse der impressionistischen Künstler am Licht bedenken, so wird auch verständlich, daß sie am liebsten draußen, in der Natur arbeiteten. Hier konnten sie sich direkt inspirieren lassen. So entstanden die locker komponierten, lichtdurchfluteten Landschaftsbilder, die sich heute solch großer Beliebtheit erfreuen.

ALFRED GRISLEY (1839 – 1899):
Teddy im Gras
1876
Öl auf Leinwand, auf Sperrholz kaschiert, 350 x 400 cm
Bäris: Musée des petits ours en peluche

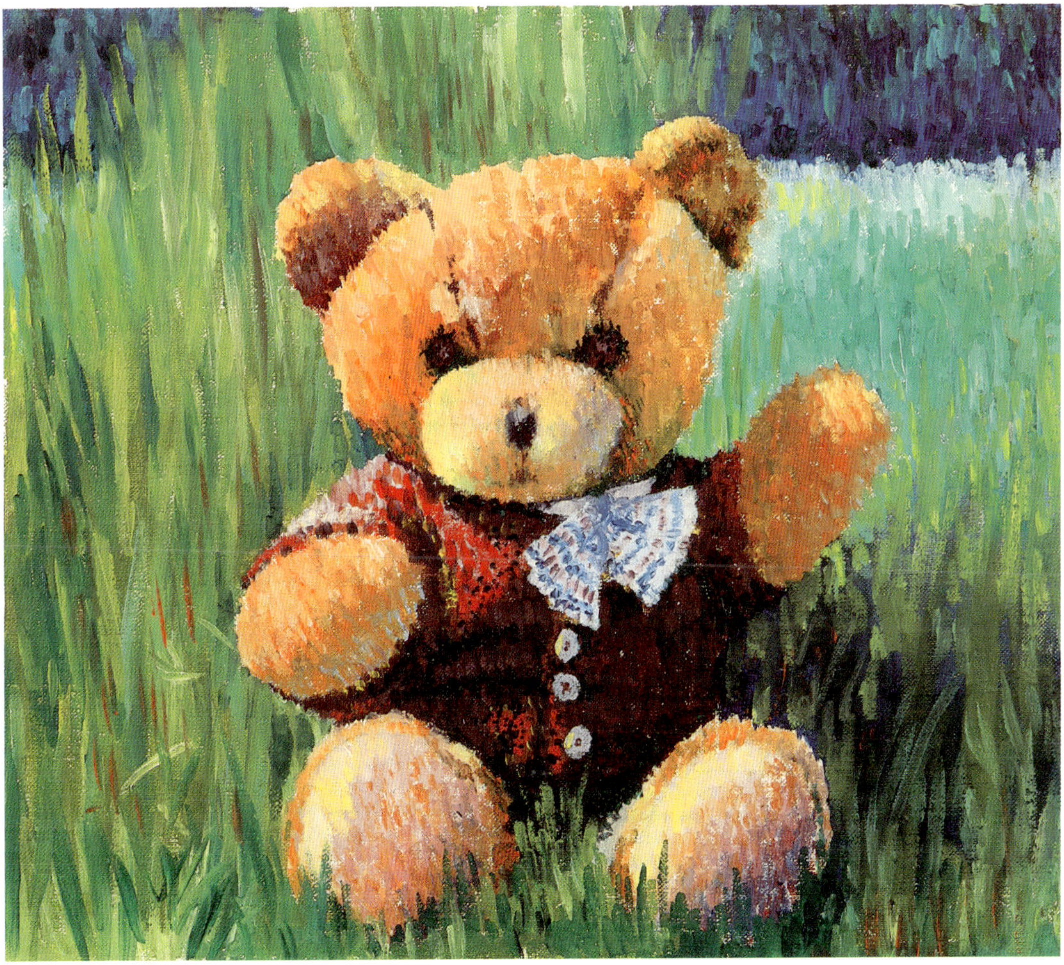

TEDGAR DEGOUMIBÈR *Alter Teddybär, vermutl. 1880*

Zum weiten Umfeld der Impressionisten, deren Stil rasch in Malerkreisen Furore machte, gehörte auch Tedgar Degoumibèr, heute vor allem beliebt wegen seiner zarten Szenen aus der Sphäre des Balletts. Dabei ist sein Oeuvre insgesamt alles andere als zart und anmutig. Während die Impressionisten dem Licht in der offenen Landschaft nachspürten, holte er sich seine Themen aus ganz anderen Gegenden. Er liebte insbesondere Pferderennbahnen, den Zirkus und die Kneipen. Hier suchte er häufig nach Figuren vom Rand der Gesellschaft, um sie in Ölbildern und Pastellen, der Technik, mit der man ihn heute meistens in Verbindung bringt, festzuhalten. Heute wird er oft getadelt, er habe die Kunst ohne soziales Gewissen betrieben. Seine Bilder aus der (vielfach tragischen) Lebenswirklichkeit seien bloße Abbilder, sie klagten nicht an, sie entlarvten nicht, sie seien nicht einmal provokant. Fast könnte man sagen, Degoumibèr sei nur an der besonderen Atmosphäre der billigen Trinkerquartiere interessiert gewesen, nicht an den Teddys, die er dort fand.

Doch hat Degoumibèr der Kunst ein Vermächtnis hinterlassen. Es ist die besondere Dynamik, die er seinen Bildern mitgab, indem er ungewöhnliche Ausschnitte von Szenen wählte. Auch unser Teddy ist so ein Ausschnitt. Die Figur steht nicht im Zentrum der Komposition, sie ist nicht einmal komplett sichtbar. Oft sind seine Bilder auch aus überraschenden Blickwinkeln heraus gesehen. So wirken sie oft wie der Schnappschuß eines Photographen. Dieser Eindruck kommt nicht von ungefähr. Wie viele Künstler seiner Zeit photographierte auch Tedgar Degoumibèr leidenschaftlich gern, und was lag näher, als die Photographien in die Komposition von Gemälden einzubeziehen und ihre besonderen Aspekte zu verwerten. Degoumibèr war nicht der erste Maler, der auch Photos an Stelle von (traditionellen) handgefertigten Skizzen oder Studien bei der Arbeit verwendete, aber er war derjenige Künstler, der die Chancen des neuen Mediums am besten zu nutzen verstand.

TEDGAR DEGOUMIBÈR (1834 – 1917):
Alter Teddybär
Vermutlich 1880
Pastell und Kohle auf Papier, 244 x 183 cm
Privatsammlung, Bärgheim/Weinstraße

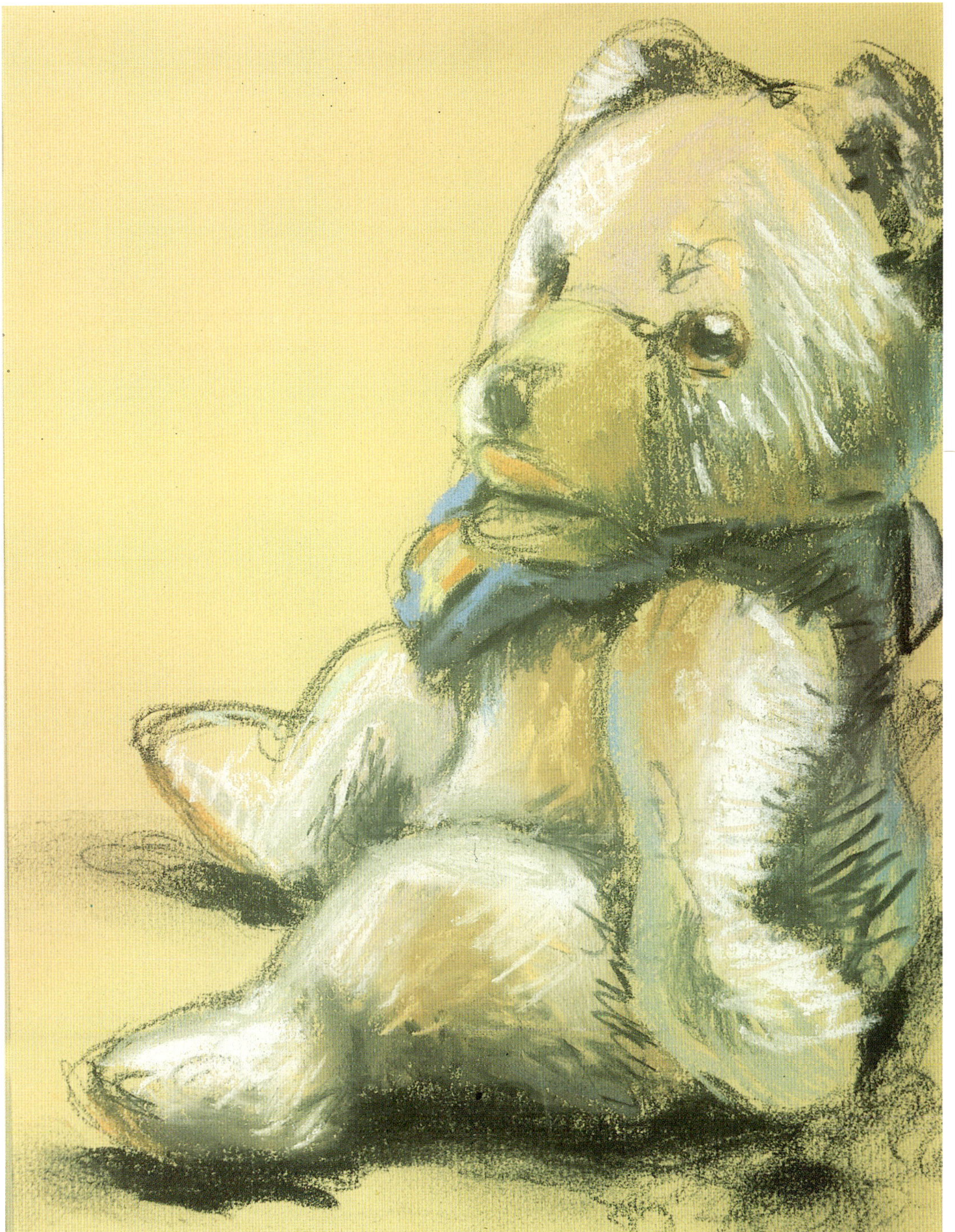

PAUL DE SOIE *Teddy im Gras, 1886*

Es ist ein Verdienst der Künstler des Impressionismus, als erste über das Problem der Wahrnehmung nachgedacht zu haben. Bald jedoch traten Maler auf den Plan, welche eben diese Gedanken wissenschaftlich durchdringen und fortführen wollten. Ein Aspekt des Impressionismus war die Zerlegung von ganzheitlichen Eindrücken der Farbe, des Lichts, in eine Vielzahl elementarer Einzelteile, welche sich im Auge des Betrachters wiederum zu kompletten Strukturen zusammenfügen sollten. Wie wir sahen, besteht ein impressionistisches Bild, von Nahem betrachtet, aus Tupfen, Pinselstrichen o.ä., erst aus der Ferne besehen erkennt man etwa den »Teddy in der Wiese«. Anders geht, bei ähnlichem Motiv, der Maler Paul de Soie an die Arbeit. Er betreibt eine sehr viel rigidere Aufsplitterung der ganzheitlichen Farbeindrücke. Bei ihm gibt es nur noch exakt gesetzte Punkte (weshalb man auch von Pointilismus spricht, von französisch »point« = Punkt) in wenigen reinen Farben. Auch die Farbwahl und -verwendung der Neo-Impressionisten, ein anderer Name für diese Künstlergruppe, beruhte auf theoretischen Überlegungen. So kamen nur Spektralfarben (die Farben des Regenbogens) zum Einsatz, kaum gemischt, denn die Mischung sollte sich ja auf der Netzhaut des Beschauers ereignen, man gestaltete die Schatten nur aus Farben, und man setzte viel mehr auf optische Tricks, etwa Komplementär- und Simultankontraste. Das Teddy-Bild von de Soie demonstriert all diese Maximen: Die dunkelste Farbe darauf ist ein Violett, das gegen ein Gelb gesetzt wird; auf Grund des sogenannten Nachbildeffektes bringen sich beide Farben wechselseitig zum Strahlen.

Neo-impressionistische Bilder wirken immer ein wenig bläßlich, was darauf zurückzuführen ist, daß ein weißer Malgrund vorliegt. Dennoch kommt eine verblüffend »echte« Wirkung zustande, und eben hier liegt das Verdienst der Pointilisten, denn es ist die Wirkung des Bildes, der Arbeit des Malers. Etwas Neues gerät durch sie ins Blickfeld der Betrachter, der Akt des Malens, die künstlerische Tätigkeit als solche.

PAUL DE SOIE (1859 – 1891):
Teddy im Gras
1886
Öl auf Leinwand, auf Sperrholz kaschiert 300 x 400 cm
Bäris: Musée des petits ours en peluche

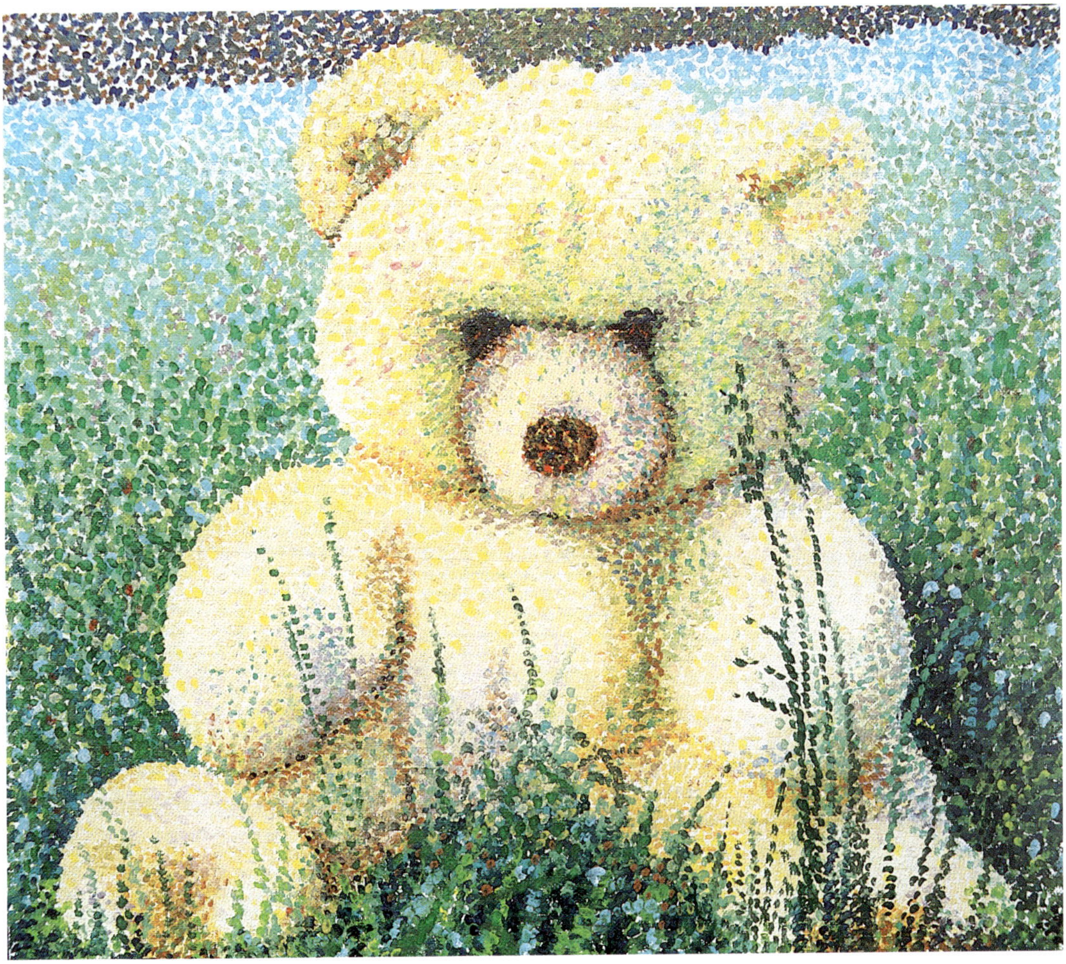

TEDDIJ VAN STOFF *Selbstbildnis, 1888*

Teddij van Stoff ist einer der Maler, die am Ende des 19. Jahrhunderts enormen Einfluß auf die folgende Entwicklung der Kunst ausgeübt haben, und gleichzeitig eine der tragischsten Figuren der Weltkunst. Er kam 1853 als Sohn eines Pfarrers in Holland zur Welt und erhielt den Namen seines genau ein Jahr vorher verstorbenen Bruders, ein böses Omen für sein ferneres Leben. Zunächst ließ er sich als Kunsthändler ausbilden, dann wollte er Priester werden, brach das Studium jedoch ab und ging als Laienprediger ins nordfranzösische Bergbaurevier der Broumina-ge. Geld, Kraft und Gesundheit ließ er dort, während er damals bereits ständig malte und zeichnete. Zu Besuch bei seinem Bruder in Bäris lernte er die Impressionisten kennen, versuchte sich in deren Manier, auch im Pointilismus, doch konnten ihm diese Stile nichts geben, waren ihm zu oberflächlich. 1888 ging er nach Arlebères in Südfrankreich, wegen des Klimas und des Lichts.

Van Stoff gehört zu den Wegbereitern der Moderne, weil er als erster Künstler ungefiltert Gefühle in seine Bilder einfließen ließ. Seine Gemälde und Graphiken haben einen starken seelischen Gehalt, geben Auskunft über Stimmungen und Zustände jenseits der Gegenstände, die darauf zu sehen sind. Betrachten wir van Stoffs letztes Selbstbildnis vor jenem verhängnisvollen Streit mit Peaubrun, mit dem er eine kurze Ateliergemeinschaft in Arlesbères gepflegt hatte, die jedoch an zu unterschiedlichen Auffassungen in Stilfragen scheiterte. Das Bild ist in kurzer Zeit mit wenigen Pinselhieben heruntergehauen; jeder der groben Striche sitzt jedoch am richtigen Platz. Wie in Trance hat der Maler agiert, das Portrait ist Ausdruck eines einzigen ungemilderten Ausbruchs. In der Farbgebung geht er über die Impressionisten und Neo-Impressionisten hinaus: Die roten und grünen Akzente sind kaum beobachtet, kaum geplant, eher unmittelbar empfunden. Das Bildnis hat keine Glätte, nicht in der Form, nicht in der Wirkung. Dicke Farblagen hat van Stoff auf die Leinwand gestrichen. Bemerkenswert der Hintergrund – kann man den Zustand innerer Aufgewühltheit noch sinnfälliger zum Ausdruck bringen als in diesen Strudeln, diesen Wirbeln?

TEDDIJ VAN STOFF (1853 – 1890):
Selbstbildnis
1888
Öl auf Nessel, auf Faserplatte kaschiert, 377 x 277 cm
Brummsterdam: Rijksmueum Teddij van Stoff

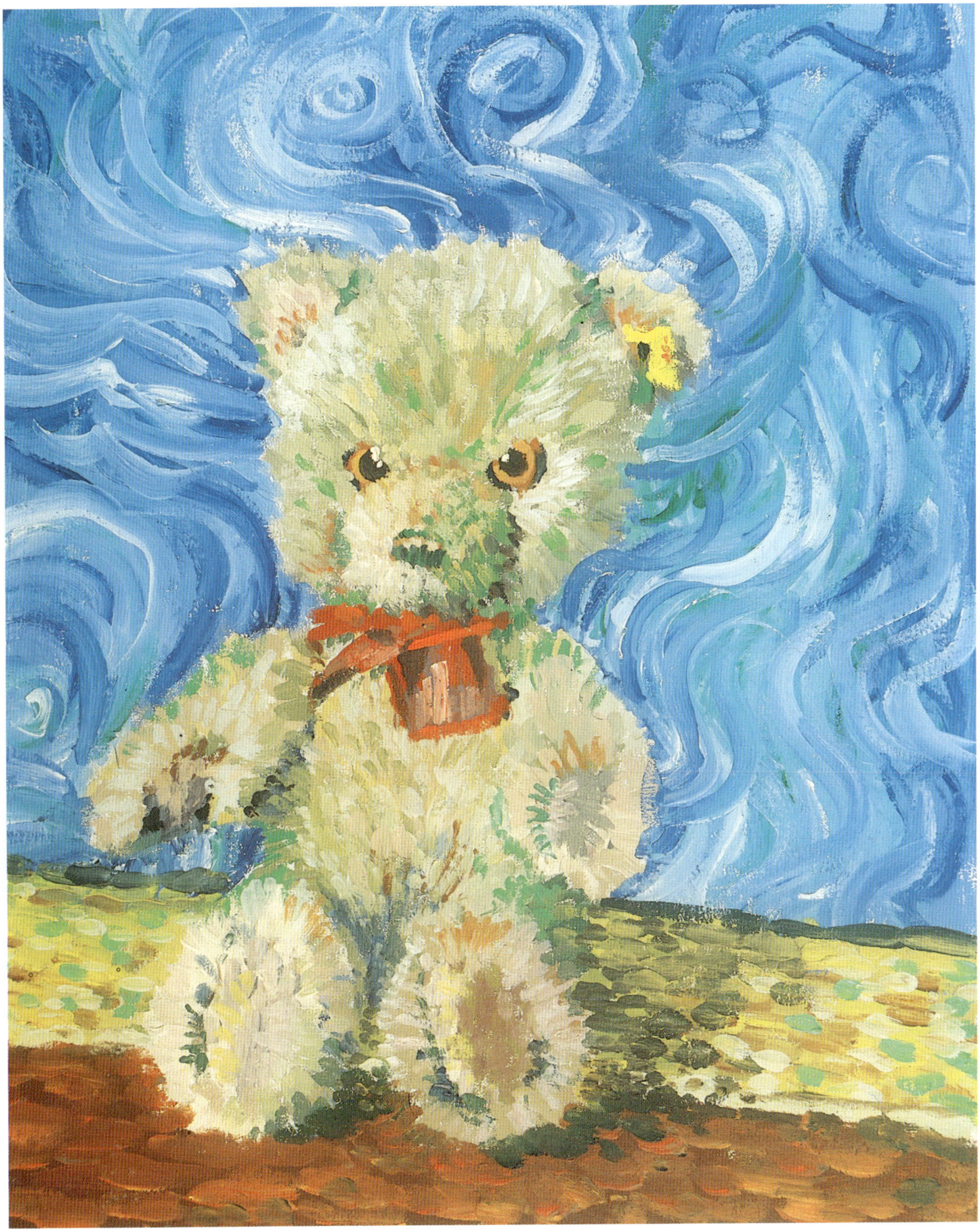

PAUL CHMOUZÉSAMMTE *Teddy, 1902-06*

Der dritte Wegbereiter der Moderne ist Paul Chmouzésammte, gleichzeitig wohl der am schwierigsten zu verstehende, weil seine Kunst sich eher an den Intellekt richtet als an das Schönheitsempfinden. Chmouzésammtes Ideal war eine »Harmonie parallel zur Natur«, und damit begegnet uns zum erstenmal ein Künstler, der dem eigenen Anteil beim Erschaffen eines Bildes eine zumindest ebenso große Bedeutung beimißt wie dem Motiv. Chmouzésammtes Bilder sind nicht länger mimetisch, d.h. nachahmend, sie sind eigenständige Artefakte (= künstlich erstellte Gegenstände). Noch wagt es der Künstler nicht, ganz eigene Gestaltungsgrundlagen zu entwickeln und anzuwenden, daher empfiehlt er als Lehrstück in Sachen Harmonie die Natur. Nach ihm werden andere sich nicht länger an irgend etwas Realem orientieren, sondern nur noch aus Farben und Formen Bilder bauen, und diese Bilder werden auch nicht länger irgend etwas Reales darstellen.

Betrachten wir seine (bewußt unvollendete) Aquarellstudie, die irgendwann zwischen 1902 und 1906 entstand. Bei den Formen läßt er sich noch weitestgehend von der sichtbaren Realität leiten, doch die Farbgebung ist seine eigene Zutat. Chmouzésammte verwendet Spektralfarben: Die nahen Motivteile sind dabei rot, orange und gelb gehalten, die fernen, grün, blau und violett. Zwar gibt es diese Farben auch in der Realität, doch Chmouzésammte verwendet sie analog eines eigenen Systems.

Und noch etwas fällt auf. Chmouzésammte betreibt eine Zerlegung des ganzheitlichen Eindrucks, und zwar im Bereich der Formen, eben so, wie die Impressionisten ganzheitliche Eindrücke von Farben aufteilten. So besteht auch unser Teddy aus vielen kleinen Flächen, welche sich dann zum Bild des Teddys zusammenfügen. Statt von Flächen müßte man eigentlich von kleinen räumlich wirkenden Teilelementen sprechen, die sich zu einem Konzept von einem Teddy zusammenschließen. Mit diesem Vorgehen bereitet Chmouzésammte den Boden für die Kubisten, wenn auch bei ihm die Zerlegung vorerst eher noch beobachtet als geplant ist.

Auch heute noch fällt der Zugang zu Chmouzésammtes Werk schwer, begreiflicherweise war dies zu seinen Lebzeiten noch schwerer. Dem Logiker unter den Malern blieb der große Publikumserfolg zu seiner Zeit versagt.

PAUL CHMOUZÉSAMMTE (1839 – 1906):
Teddy
1902-06
Aquarell auf weißem Papier, Motivmaß 360 x 260 cm
Zürich: Sammlung E. G. Bährle

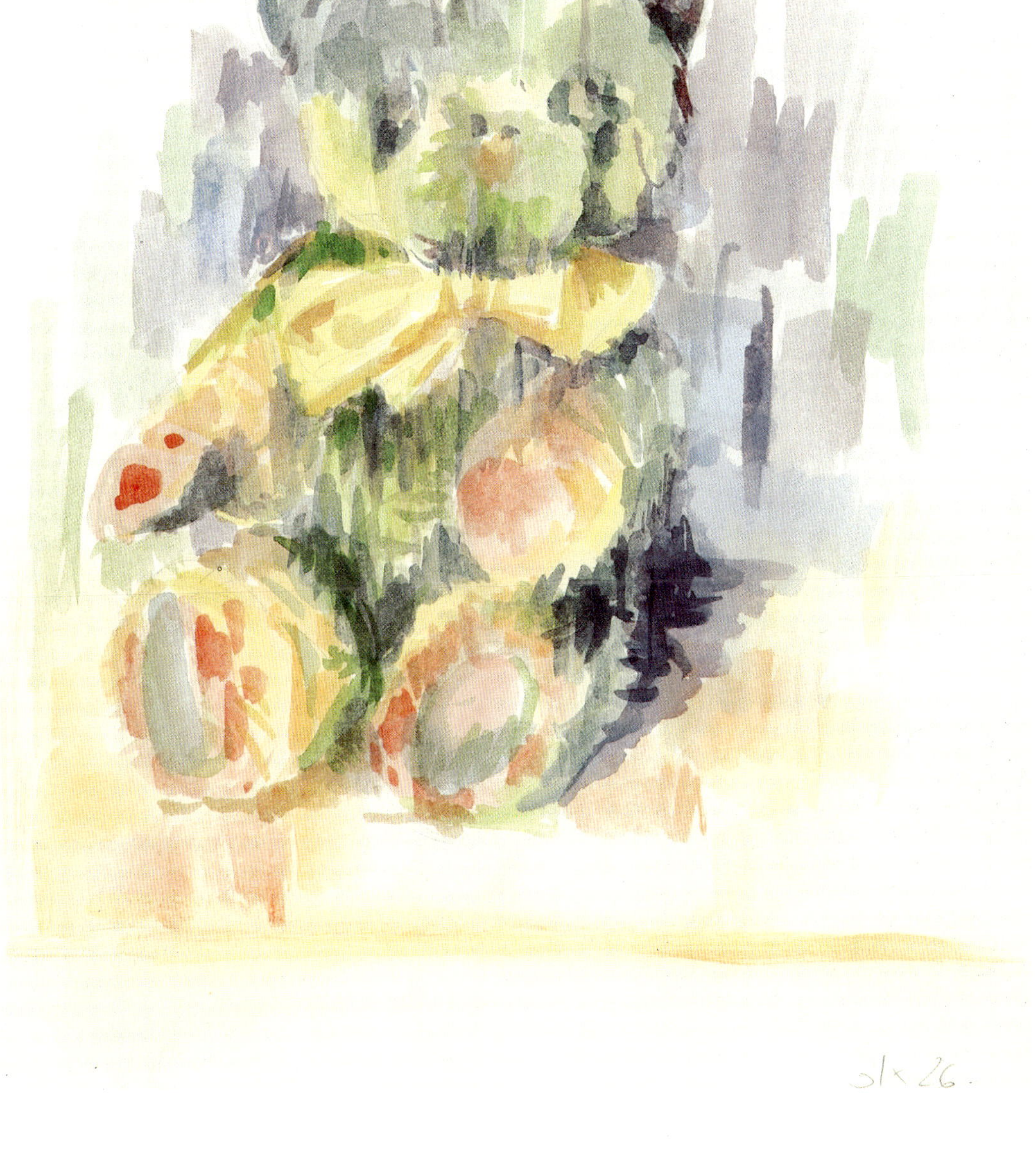
31x26.

HENRI MUSEAU *Le rêve, 1910*

Sieht man zum erstenmal ein Bild von Henri Museau, so fallen einem sofort Begriffe ein wie »Sonntagsmaler« oder »Naive Kunst«. Ersteres deutet an, daß dies Kunst von Teddys sei, die einen ganz anderen Beruf haben, jedoch Erwachsenenkunst. Naiv bedeutet, daß hier kein fachlich Ausgebildeter, akademisch gelehrter Künstler am Werke gewesen sei.

Henri Museau malte zu Beginn in der Tat in der Zeit, da er nicht seinem erlernten Beruf nachging – Museau le Douanier, der Zöllner, wird er auch genannt, zur Unterscheidung von anderen Museaus der französischen Kunst. Doch für einen Sonntagsmaler wird er von Kunsthistorikern nicht gehalten. Sie zählen ihn vielmehr ebenfalls zu den Stammvätern der Moderne, und auch seine Zeitgenossen schätzten ihn.

Das berühmte Gemälde »Der Traum« stammt aus einer Zeit, da sich Museau schon lange ganz der Kunst widmen konnte. Das Bild wirkt auf den ersten Blick bunt, aber nicht farblich überladen. Farbigkeit und Komposition des Bildes sind sehr ausgewogen. Die Szenerie ist exotisch. Museau liebte fremdländische Kulissen, Urwälder, Wüsten. Natürlich ist er nie dort gewesen; sein Dschungel enthält echte Zimmerpflanzen, die sich mit erfundenen Kräutern zu einer üppigen Waldlandschaft vereinen.

Die dargestellten Teddys zeigen lieblich gerundete Formen. Es sind eben jene liebevollen Abstraktionstendenzen, die Museaus Renommee begründeten. Vor ihm hatte noch keiner solche bewußten Vereinfachungen und eigenmächtigen Umwertungen vorgenommen, der Kubismus keimte gerade erst auf. Und mit seinen traumgleichen Prospekten nahm Museau auch noch Aspekte des Surrealismus vorweg. Was aber über allem begeistert, ist die Ungezwungenheit, mit welcher der Maler darauf los denkt und malt. Warum soll man die Kunst auch nur den ausgebildeten Fachleuten überlassen?

HENRI MUSEAU (1844 – 1910):
Le rêve (Der Traum)
1910
Acryl auf Weichfaserplatte, 286 x 315 cm
New Yogi: The Museum of Modern Art,
Gift Nelson A. Pryslebear

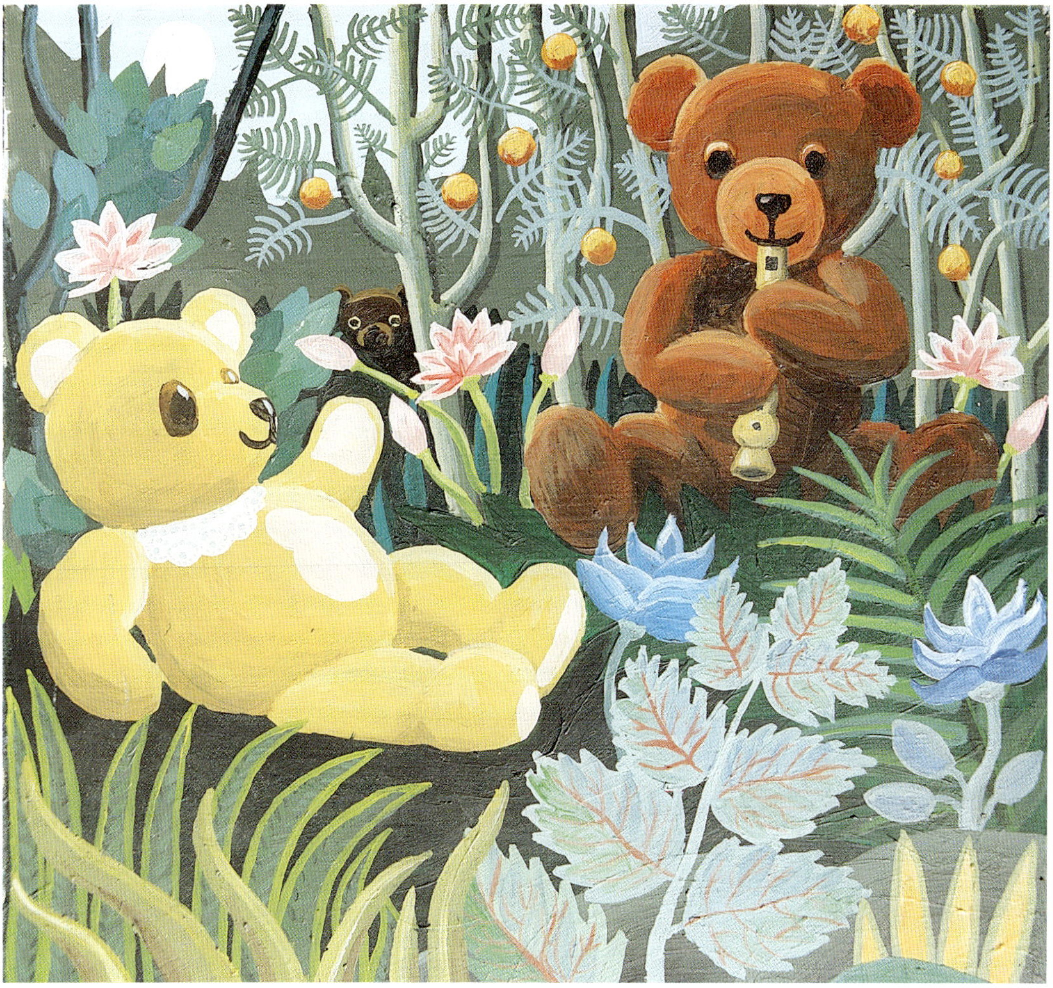

HENRI DE TOUSLOURS-PEAUTOUFFE

Mademoiselle Pètsie, 1894

Zum Umkreis der Impressionisten gehört auch Henri de Touslours-Peautouffe, doch wandte auch er sich bald davon ab, weil diese Malweise ihm keine seelische Tiefe zu ermöglichen schien.

Henri stammte aus dem uralten und hochvornehmen Hause der Touslours, sein Leben vernahm jedoch einen anderen als den in seinen Kreisen vorgegebenen Verlauf. Im Jungteddyalter brach er sich zweimal so unglücklich die Hinterpfoten, daß er trotz aufwendiger medizinischer Maßnahmen zeitlebens behindert blieb. Privat ließ er sich zum Maler und Graphiker ausbilden, neigte kurz einem eher oberflächlichen Impressionismus zu und fand bald in Bäris den ihm angemessenen Stil und die ihm angemessene Umgebung. Ähnlich wie Degoumibèr besaß Touslours-Peautouffe eine starke Affinität zur Halbwelt, zum Zirkus, vor allem jedoch zum Varieté, zu den Tanzbärenmädchen, Huren, Artisten und all den anderen Teddys, die Clubs, Bars oder Spelunken rund um den Bäriser Montmartre bevölkerten. Diese Teddys waren seine bevorzugten Motive. Wenn er sie aber darstellte, so geschah dies nicht aus der kühlen, unbeteiligten Distanz eines Tedgar Degoumibèr. Zwar wahrte auch Touslours-Peautouffe Abstand, doch war dies keine Arroganz, eher das Bemühen um Objektivität. Selbst ein Außenseiter (auf Grund seiner Behinderung), fiel ihm das Nachempfinden jeglichen Außenseitertums nie schwer.

Beeinflußt von Peaubrun werden seine Arbeiten zunehmend flächiger, und wie jener liebt es Touslours-Peautouffe, seine Motive, Figuren usw. mit feinen Linien zu umgeben. Indem sich der Künstler nicht länger um die Illusion der Körperhaftigkeit bemüht und die Farbgebung vereinfacht, kann er ein stärkeres Augenmerk auf Gestus, Mimik, seelische Befindlichkeit von Portraitierten richten. Wir sehen dies auch in dem kleinen Bildnis von Mlle. Pètsie, einem zeitweise sehr berühmten Tanzbärenmädchen des Bäriser Varietés »Folies Bères«; als Touslours-Peautouffe sie malte, war ihr Stern bereits halb gesunken. Mit wenigen Pinselstrichen fängt er ihr Antlitz, ihre Stimmung ein, noch ein wenig Frivolität, viel mehr jedoch Schwermut. Ein Bildnis in bester Touslours-Peautouffe-Manier: beteiligt, aber nicht anbiedernd, intim, aber nicht aus der Perspektive des Voyeurs.

HENRI DE TOUSLOURS-PEAUTOUFFE (1864 – 1901):
Mademoiselle Pètsie (Fräulein Pètsie)
1894
Öl auf Packpapier, auf Karton kaschiert, 318 x 248 cm
Albèreville: Musée Touslours-Peautouffe

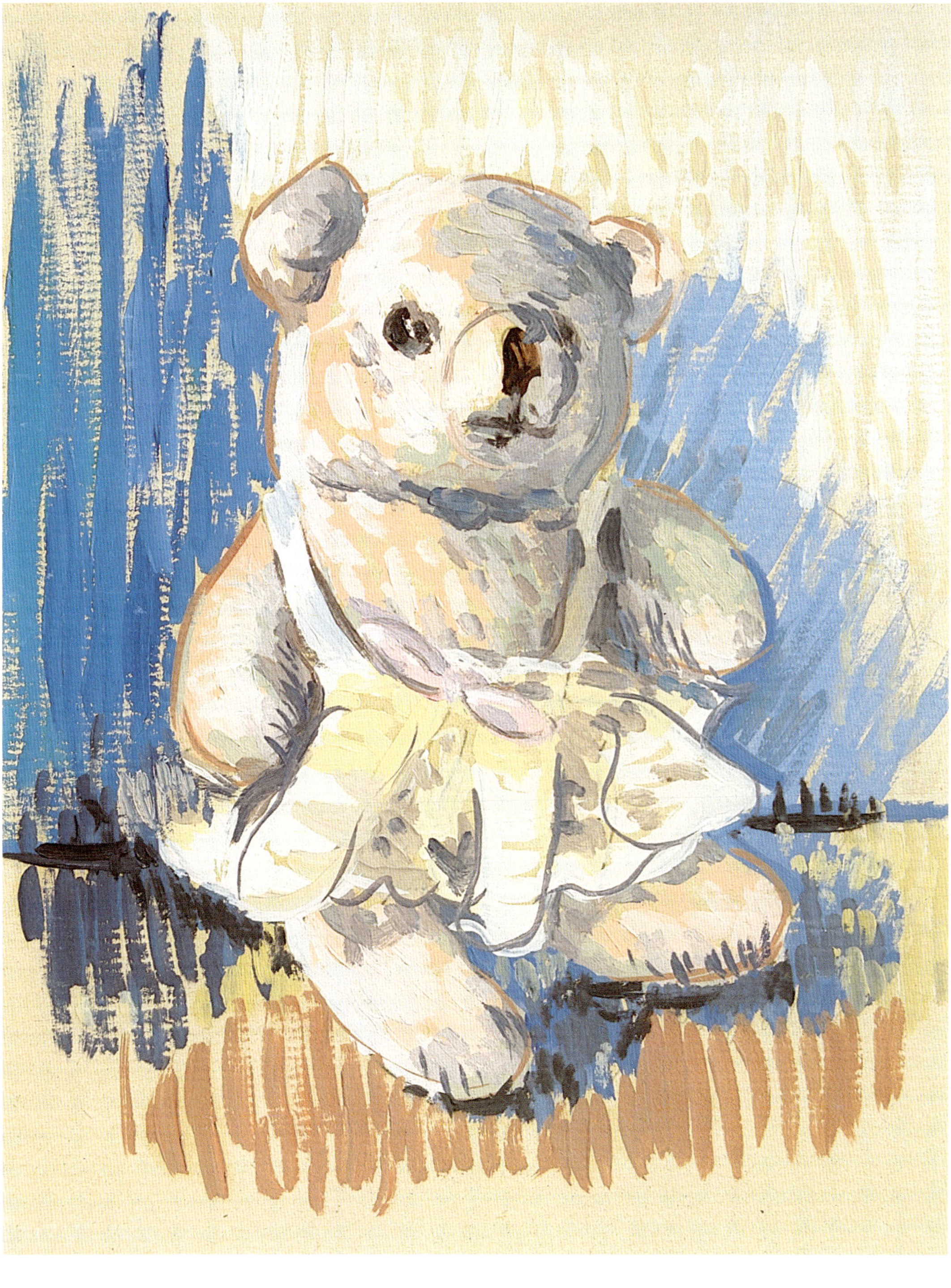

AUBREY BEARSLEY

Buchillustration aus »Morte de petit ours Arthure«, 1893

Als Reaktion auf die gestalterischen Exzesse der Gründerjahre wurde der Jugendstil geboren. Entstanden aus der Forderung verantwortungsbewußter Kulturtheoretiker, den Massen etwas Schönes, Ehrliches und Brauchbares zu geben, auch wenn es aus industrieller Serienproduktion stamme, war er bald nicht nur in der angewandten Kunst, sondern auch auf dem Felde der bildenden Kunst zu finden.

Man macht der Jugendstilkunst heute häufig den Vorwurf, bloßes Dekor gewesen zu sein, doch dieses Urteil ist unangemessen. So ist die Verwendung dekorativer Elemente in Bildern und die Vereinfachung und Umorganisation von Motiven durchaus schon als Anklang dessen zu sehen, die künstlerische Arbeit in ihrem Eigenwert zu stärken. Letztlich mündet solches Vorgehen in die Abstraktion.

Zu den meistplagiierten Künstlern gehört der Engländer Aubrey Bearsley. Er war der Idealtyp eines Dandys, der seine Zeit, Tage und Nächte in den Salons der britischen Hauptstadt verbrachte. Von Geburt an eher schwächlich konstituiert, tat ihm dieses Leben nicht sehr wohl; er starb mit nicht einmal dreißig Jahren. Unser Bild zeigt eine seiner berühmten Illustrationen zu dem Roman seines Landsmannes Thomas Mooliry, »Morte du petit ours Arthure«. Dieser Roman von ca. 1500, ein frühes Beispiel der Aufarbeitung der Mythen um König Arthur und die Tafelrunde, gelangte Ende des letzten Jahrhunderts zusammen mit anderer altertümlicher Literatur zu neuer großer Popularität.

Bearsleys Kunst ist stark der Linie verpflichtet, nur wenige Bildteile sind reinschwarz gehalten. Immer wieder tauchen dekorative ornamentale Elemente auf, etwa in Form der Jacke des Teddys oder des Baumes im Hintergrund. Die Sorgfalt der Ausführung, die dieses kleine Bild erkennen läßt, korrespondiert mit den Idealen des Jugendstils. Es wird berichtet, daß Bearsley, der übrigens nur eine wenige Monate kurze akademische Ausbildung genoß, niemals eine Arbeit mißlang.

AUBREY BEARSLEY (1872 – 1898):
Buchillustration aus *»Morte de petit ours Arthure«*
1893
Feder, Motivmaß 150 x 110 cm
London: Graphics Cabinet Baribal

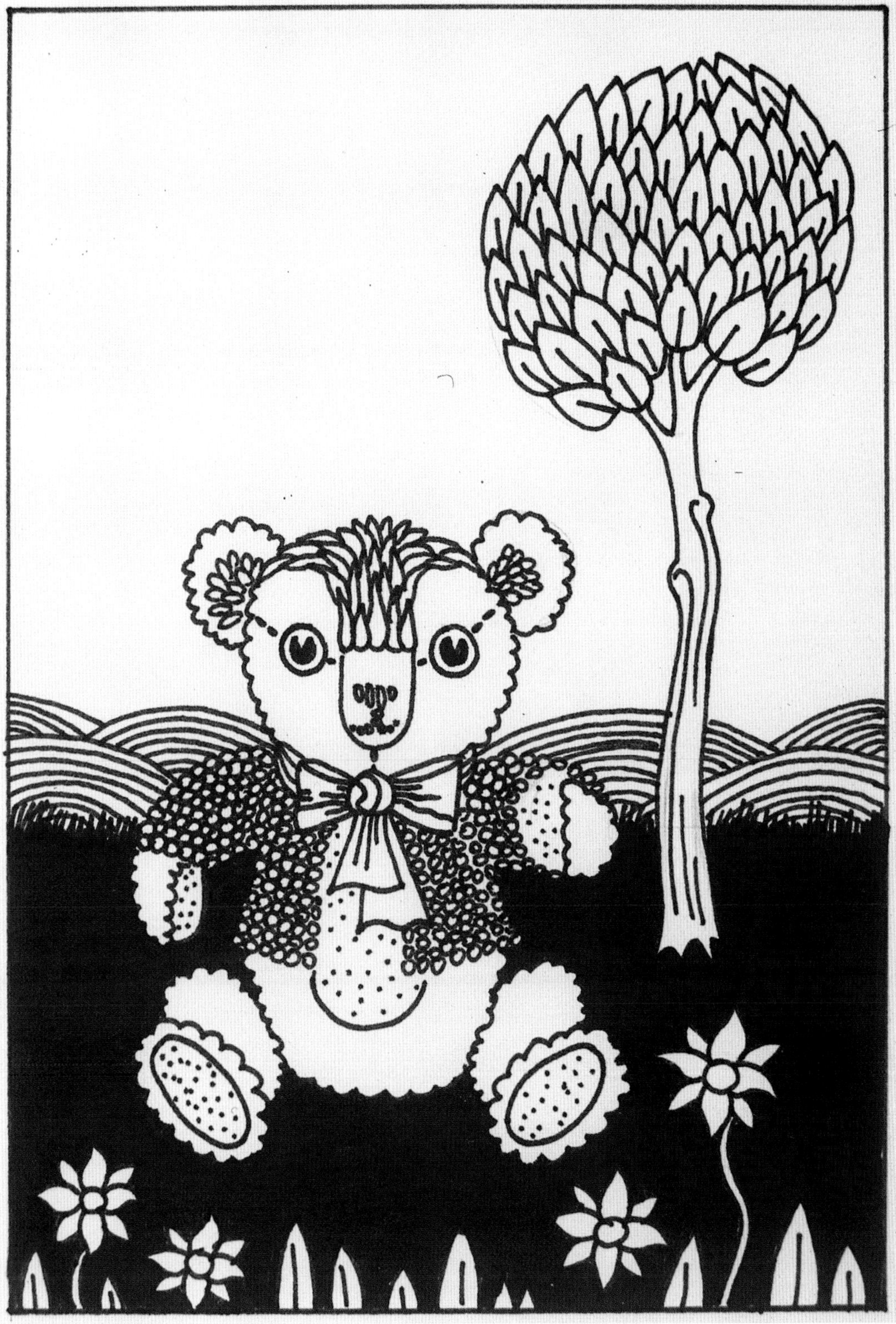

GUSTAV KUSCHELBEER

Bildnis Bärnharda Plüschkowitz-Prankmayr, 1909

Als *der* Jugendstilmaler gilt vielen Gustav Kuschelbeer. Seine »Schmusenden Teddys« hängen als Reproduktion in unzähligen Wohnungen. Kuschelbeer leitete zwischen 1897 und 1905 die »Wiener Secession«, eine Künstlervereinigung, die dem neuen Stil zum Durchbruch verhelfen sollte. Gustav Kuschelbeer produzierte zunächst monumentale Wandbilder von dunklen heroischen und historischen Allegorien. Unter dem Einfluß der Neoimpressionisten, des Schweizer Malers Strusciartini, des belgischen Symbolisten Knoppfimoor, Teddij van Stoffs und der (unvermeidlichen) japanischen Farbholzschnitte veränderte er jedoch seinen Stil hin zu dem uns so vertrauten.

Berühmt wurden seine Portraits von Bärinnen der Gesellschaft. Zusammen mit Entgelten für Aufträge zur Dekoration diverser Gebäude bildeten die Einkünfte aus solchen Portraitsitzungen einen soliden Rückhalt der Kuschelbeer'schen Kunst. Wie viele andere Bärinnen aus den gehobenen Kreisen der Wiener Gesellschaft ließ auch Bärnharda Plüschkowitz-Prankmayr, Gattin eines einflußreichen Stahlmagnaten, ihren gesamten Haushalt von Kuschelbeer durchästhetisieren. Auch bei diesem Bild fällt der ausgeprägte Hang zum schmuckvoll Gestalteten auf. Fast verschwinden die darstellenden Bildteile in der Fülle der Muster, gehen Figur und Dekoration ineinander über. Von dieser Spannung, diesem Zwischenstadium Figur-Nichtfigur lebt das Bild. Alle Muster sind von Kuschelbeer selbst entworfen, wir kennen regelrechte Dekorationsregister von des Meisters Pfote. Belebend wirkt auch die Diskrepanz von zart körperhaft modellierten Partien und flächigen Zonen.

Kuschelbeer war nicht nur ein Maler der Bärinnen, er war geradezu besessen von allem Weiblichen. Oft erregten seine drastischen Darstellungen öffentlichen Anstoß, so wenn er schwangere, sehr alte oder sehr junge Bärchen darstellte. Auch die Dekorelemente seiner Bilder sind durchdrungen von sexuellen Andeutungen, vom Wachsen, Wuchern, Verschlingungen und Durchdringungen, aber auch vom Morbiden. Dies und seine leicht nachzuvollziehende Symbolik haben Kuschelbeer bis heute ungebrochene Popularität verschafft.

GUSTAV KUSCHELBEER (1862 – 1918):
Bildnis Bärnharda Plüschkowitz-Prankmayr
1909
Öl und Emailfarbe, auf Sperrholz kaschiert
Bildmaß 400 x 205 cm
Wien: Pfötchenreichische Galerie

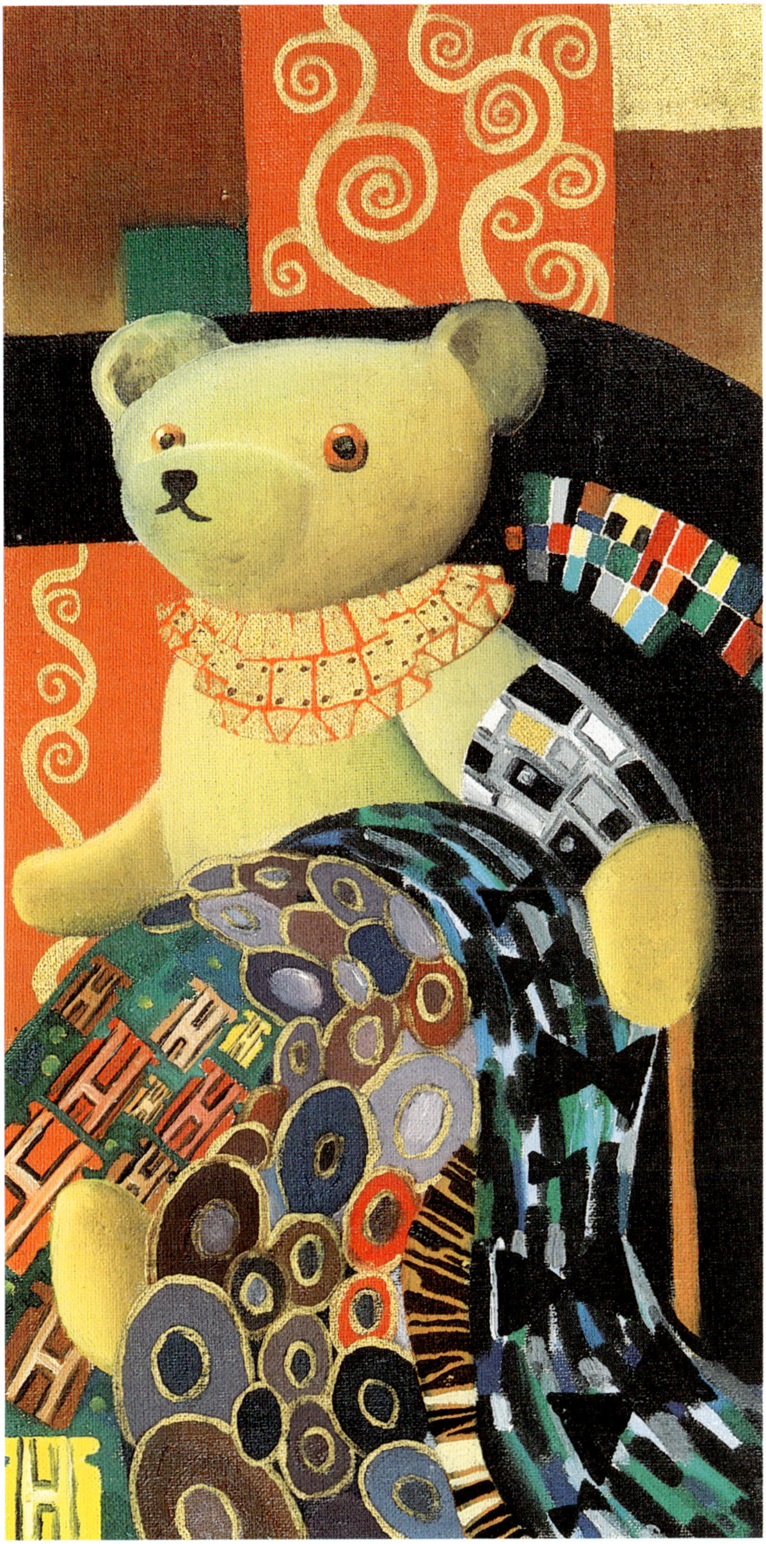

ANDRÉ BÉRAIN *Teddy, 1905*

In der direkten Nachfolge van Stoffs und Peaubruns findet sich eine Gruppe von Künstlern, deren erste gemeinsame Ausstellung 1905 in Bäris (einmal wieder) einen Eklat auslöste. Kritiker betrachteten die gezeigten Werke mit Abscheu, und es fiel ihnen nichts Besseres eine, als jene als Arbeiten von Wilden (französisch »les fauves«) zu titulieren. Und wieder einmal übernahmen die Geschmähten diesen Spottnamen, der Begriff »Fauvismus« war geprägt.

André Bérains Teddyportrait wurde im Rahmen der oben genannten Ausstellung zum ersten Mal öffentlich gezeigt und demonstriert sinnfällig die fauvistische Kunst. Der Pelz des Bärchens wird nicht in Brauntönen gemalt, rote, grüne, blaue, violette und gelbe Töne sind zu sehen. Bérain wählt sie gemäß persönlicher Stimmung im Moment des Malens aus, kombiniert sie jedoch auch im Hinblick auf eine harmonische Bildgestaltung. Dabei findet sich auch ein Reflex der Prinzipien eines Paul Chmouzésammte: Noch orientiert sich Bérain am Vorbild, was die Form anbetrifft, später wird er sich davon jedoch weitestgehend lösen, wird die Imitation des Körperhaften fast ganz aufgeben. Dann wird er auch die Verwendung eigens angemischter Töne fallen lassen, statt dessen reine Farben, quasi direkt aus der Tube, auftragen.

Dies ist die französische Abart des Expressionismus; im Fauvismus findet sich ein Primat der Farbe und ein Hang zu eher leichtgewichtigen Sujets. Den meisten fauvistischen Bildern ist ein Zug von Unbeschwertheit zu eigen, bedingt durch eher fröhliche Themen und eine durchdachte beschwingte Komposition. Auch das Bérain'sche Bärchen wirkt, trotz des sorgenvollen Gesichtsausdrucks, nicht gerade depressiv – die ansprechende Farbigkeit rettet. Wenig nur von André Bérains überwiegend ernster Lebenssicht ist in diesem Bild sichtbar. Die Franzosen stehen diesem Künstler eher skeptisch gegenüber, war er doch der Kollaboration mit den deutschen Naziteddys verdächtig, für deren Ziele er sich kurzfristig erwärmt hatte.

ANDRÉ BÉRAIN (1880 – 1954):
Teddy
1905
Öl auf Nessel, auf Spanplatte kaschiert, 285 x 320 cm
Bäris: Musée de l'art des ours moderne

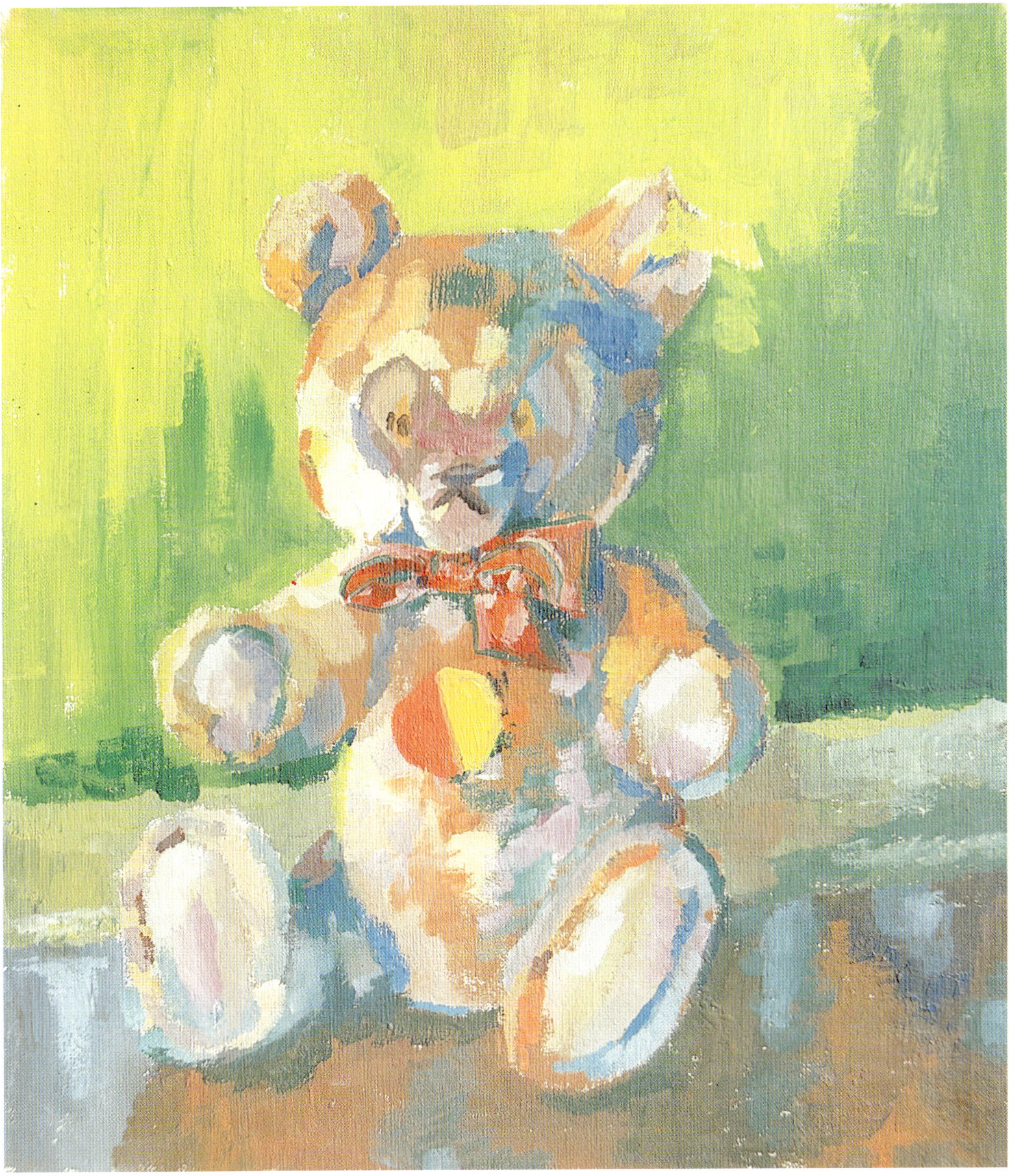

HENRI MAGRIFFE *Alter Teddy, 1908*

Von Henri Magriffe stammen die Grundsätze der fauvistischen Malerei. Gefordert werden Gleichgewicht, Reinheit und Ruhe als solche, d.h. nicht auf Grundlage irgendeines realen, zu kopierenden Gegenstandes. So ist die Gestaltung seines »Teddys« von extremer Flächigkeit, denn der Künstler solle sich vom »Diktat der Natur« freimachen, diese also nicht als Ideal ansehen, das es zu imitieren gelte. Magriffe wendet sich gegen die bis dahin üblichen Bedeutungsträger, etwa Mimik und Gestik von Dargestellten, als essentielle Bildteile; er verlangt, daß der Ausdruck eines Bildes vermittels Farben, Formen sowie deren Arrangement auf der Bildfläche zum Betrachter sprechen solle. Als erster bezieht Magriffe dabei auch die nicht von Gegenständen bedeckten Bildzonen in die gestalterische Arbeit mit ein.

Unser »Alter Teddy« hat etwas Kindliches, was die Darstellung anbetrifft, und wahrscheinlich hätte Magriffe eine solche Einschätzung nicht einmal mißfallen. Das kindhaft Einfache, das Direkte, Unverbildete, Sinnfällige der Laienkunst (etwa der sogenannten Volkskunst) waren ihm liebe Prinzipien. Man sieht diese Liebhaberei gut an der karierten Bluse des Teddys, bei deren Darstellung der Maler virtuell wie ein Kind zu Werke ging. Wichtig ist ihm das bunte Karomuster, er betont es, indem er schematisierend simpel Farben aufträgt, ohne sich um Rundungen, Verkürzungen oder Schattenbildung zu scheren. Auch des Teddys Hose ist einfach nur eine grüne Fläche, ohne einen Ansatz zur Modellierung; dasselbe trifft auf Kopf und Körper des Dargestellten zu. Im Hintergrund treffen Grün und Blau aufeinander, zwei Farben, die sich in der Kleidung wiederfinden und einen harmonischen Abschluß (aber auch Anschluß) um die Figur legen, die mit schwarzen Linien aus dem Bild herausgehoben wird. Die geforderte Reinheit wird erreicht durch Verzicht auf Details und Schnörkel, die Ruhe entsteht aus dem milden Kontrast verwandter, harmonischer Farben, das Gesicht des Bärchens wirkt wie das ganze Bild, das Werk des Malers, nicht nachgemachte Realität.

HENRI MAGRIFFE (1869 – 1954):
Alter Teddy
1908
Öl auf Leinwand, auf Sperrholz kaschiert, 350 x 300 cm
St. Petziburg: Baeremitage

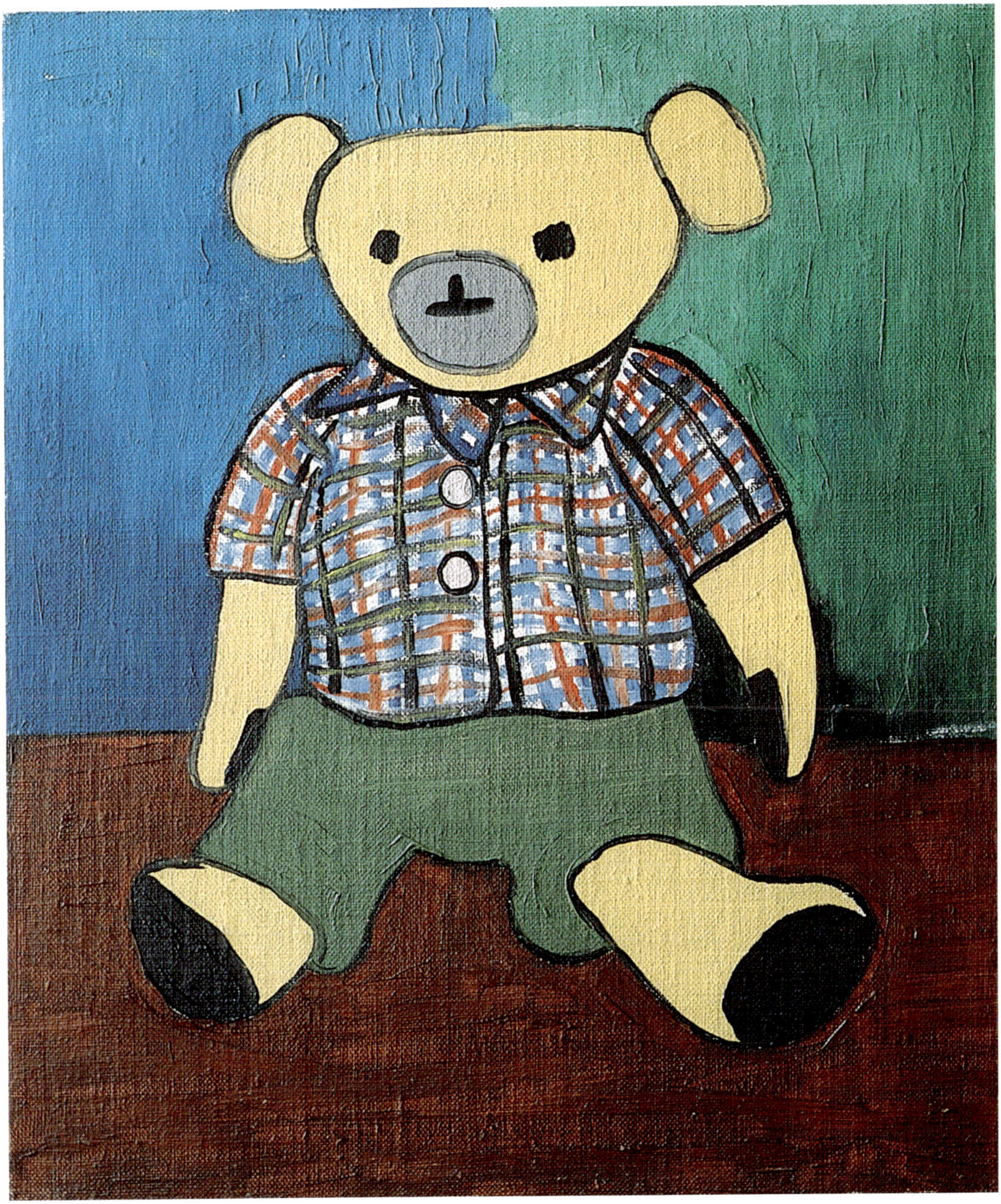

FRANZ BÄRENMARC *Zwei Teddys, 1905*

Franz Bärenmarc gehörte 1911 zu den Gründern der Münchner Küntlervereinigung »Der blaue Bär«. Mit 36 Jahren wird der Künstler in einer der gräßlichen Materialschlachten des Ersten Weltkriegs, zu dem er sich freiwillig gemeldet hatte, getötet. Bis dahin hatte er sich als expressionistischer Maler, dessen liebstes Sujet Tiere waren, einen Namen gemacht. Wir können leider nur spekulieren, wie es mit seiner Kunst weitergegangen wäre...

Es ist spannend, seinen künstlerischen Werdegang zu betrachten. In Bäris kam er in Kontakt mit Werken van Stoffs, wurde außerdem beeinflußt durch den Maler Robert Delainé. Jener war der wichtigste Vertreter der Orphisten, einer Art Splittergruppe des Kubismus, die in fast gegenstandslosem Spiel kontrastierende Farbflächen in Bewegung und Rhythmus versetzten. Franz Bärenmarc verdichtete diese Einflüsse, nahm noch Chmouzésammtes Prinzipien der Formzerlegung hinzu und fand bald zu seiner eigenen Manier.

Zwei Teddys sind auf diesem Bild zu sehen. Der Maler hat sie konstruiert aus stereometrischen und geometrischen Formen, Ovalen, Kreisen, Vierecken usw. Flächige Formen wechseln mit körperhaften, kreieren Objekte in einer Weise, wie sie dem Künstler angemessen erscheinen, konstruieren insgesamt das ganze Bild. Auch die Umgebung ist in elementare Grundformen zerlegt; dies stützt und akzentuiert die Botschaft vom Wesen der Teddys.

Die Farbgebung ist nicht so frei, wie es scheinen mag. Franz Bärenmarc hat ein ganz eigenes symbolisches Farbsystem entwickelt, welches er in seiner Arbeit berücksichtigte. Gelb ist das weibliche, Blau das männliche Prinzip, Rot ist die Materie, die Erde. Diese drei Grundfarben wägt der Maler in ihren Bildanteilen sorgsam ab, setzt andere Farben zur Milderung ein. Grün beruhigt Rot, Orange ist als Mischung aus weiblichem Gelb und dem Rot der Erde für Bärenmarc der unangenehme Aspekt des Weiblichen, welcher durch das Blau besänftigt wird, Violett steht für Traurigkeit und verlangt zum Ausgleich nach Gelb. So ergibt sich aus den Farben und Kontrasten ein Sinnbild des Gleichgewichts und der Harmonie im Miteinander der Persönlichkeiten, in der ganzen Schöpfung.

FRANZ BÄRENMARC (1880 – 1916):
Zwei Teddys
1905
Öl auf Nessel, auf Spanplatte kaschiert, 285 x 440 cm
Bärlin: Staatliche Museen
Pelziger Kulturbesitz, Gemäldegalerie

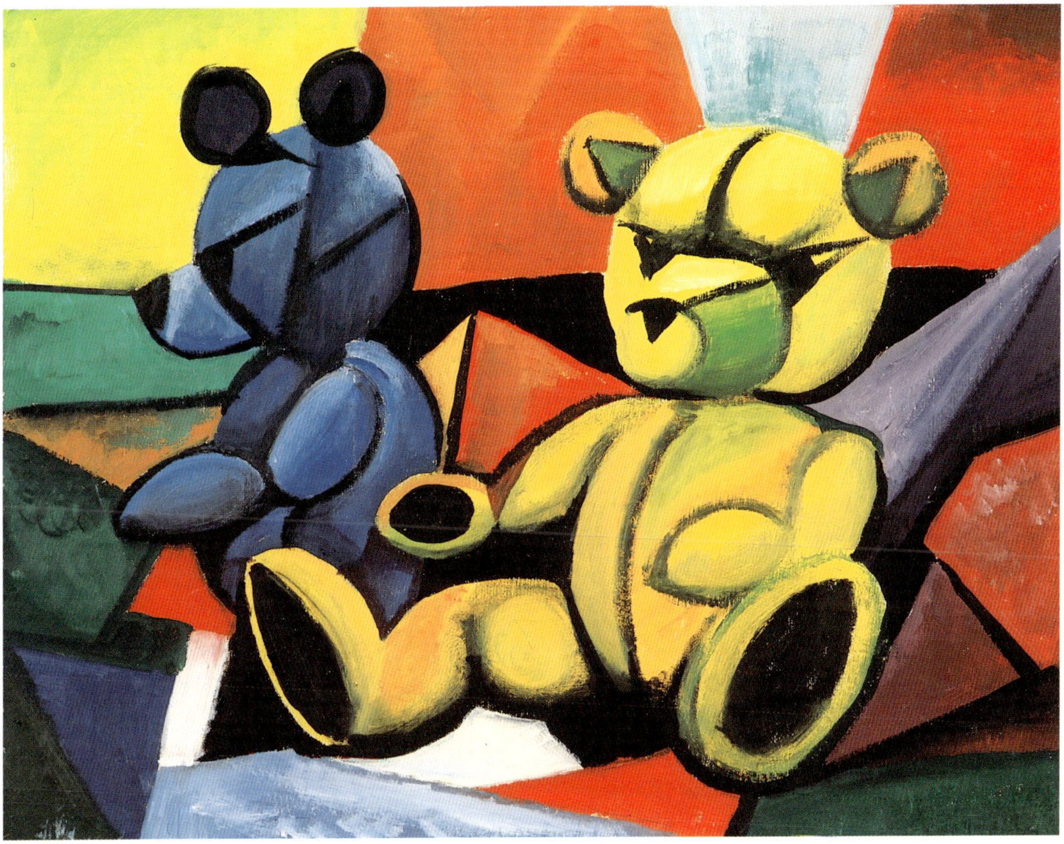

TEDVARD BRUMCH *Der Schrei, 1893*

Wenn Teddij van Stoff ein Stammvater des Expressionismus ist, so ist der Norweger Tedvard Brumch der andere. Auf dem Gemälde »Der Schrei« von 1893 kann man erkennen, wie diese Stammvaterschaft zustande kam.

Brumch entfernt sich von naturalistischer Abbildungsweise; er wollte keine Dinge malen, die man sehen kann. Ihm ging es um Emotionen, und zwar um Emotionen ganz generell. Einzelne Gefühlzustände, etwa Angst vor etwas Bestimmtem, gerichteter Ekel, persönliche Einsamkeit usw. hätten sich auch mit Hilfe ähnlich gemalter Objekte, etwa eines Teddygesichts oder -körpers darstellen lassen, dabei wäre jedoch nicht etwas Allgemeingültiges, alle Teddys Betreffendes, vom einzelnen Teddy Losgelöstes herausgekommen. Wie schafft es nun Brumch, eine Bildwirkung zu generalisieren und diese gefühlsmäßig bei uns zu erzeugen?

»Der schreiende Teddy« ist nicht nach Modellen geschaffen, sondern frei komponiert. Der Schreiende ist vorn angeordnet, die übrigen Figuren befinden sich weit hinten im Bild. Sie haben nichts mit dem Schreienden zu tun, keiner sieht den jeweils anderen an. Ein Weg in einem Bild lädt den Betrachter stets zu einem geistigen Gang in die Tiefe ein, der Steg in diesem Bild wirkt jedoch nicht als Aufforderung. Das Geländer isoliert die Hauptfigur zusätzlich, trennt sie gewissermaßen vom Leben. Der schreiende Teddy hat keine individuellen Züge, er ist nicht einmal geschlechtlich differenziert; es könnte jeder von uns sein. Dies ist ein Bild, das von Angst, von Einsamkeit, von unsäglichem Leid erzählt, wie es jeden von uns betreffen könnte, woher auch immer es rühren mag.

Ein starkes Moment der Bedrohung geht aus den Farben und vor allem aus der Linienführung hervor. Dunkle Töne und grelle Kontraste wirken beunruhigend. Verdrehungen, Verzerrungen, steile Schrägen und scharfe Verkürzungen rühren das Gefühl auf, Gegensätze zwischen eckigen, gewellten, gerundeten und wiederum gezackten Linien verstören. Es ist nicht schön, so etwas zu erfahren, aber warum soll sich die Kunst immer nur mit dem Schönen befassen – die Welt besteht zum großen Teil aus ganz anderen Dingen.

TEDVARD BRUMCH (1863 – 1944):
Der Schrei, auch genannt: *Der schreiende Teddy*
1893
Öl auf Holz, 300 x 255 cm
Baergen/Norwegen: Galeri Björn Björnsen

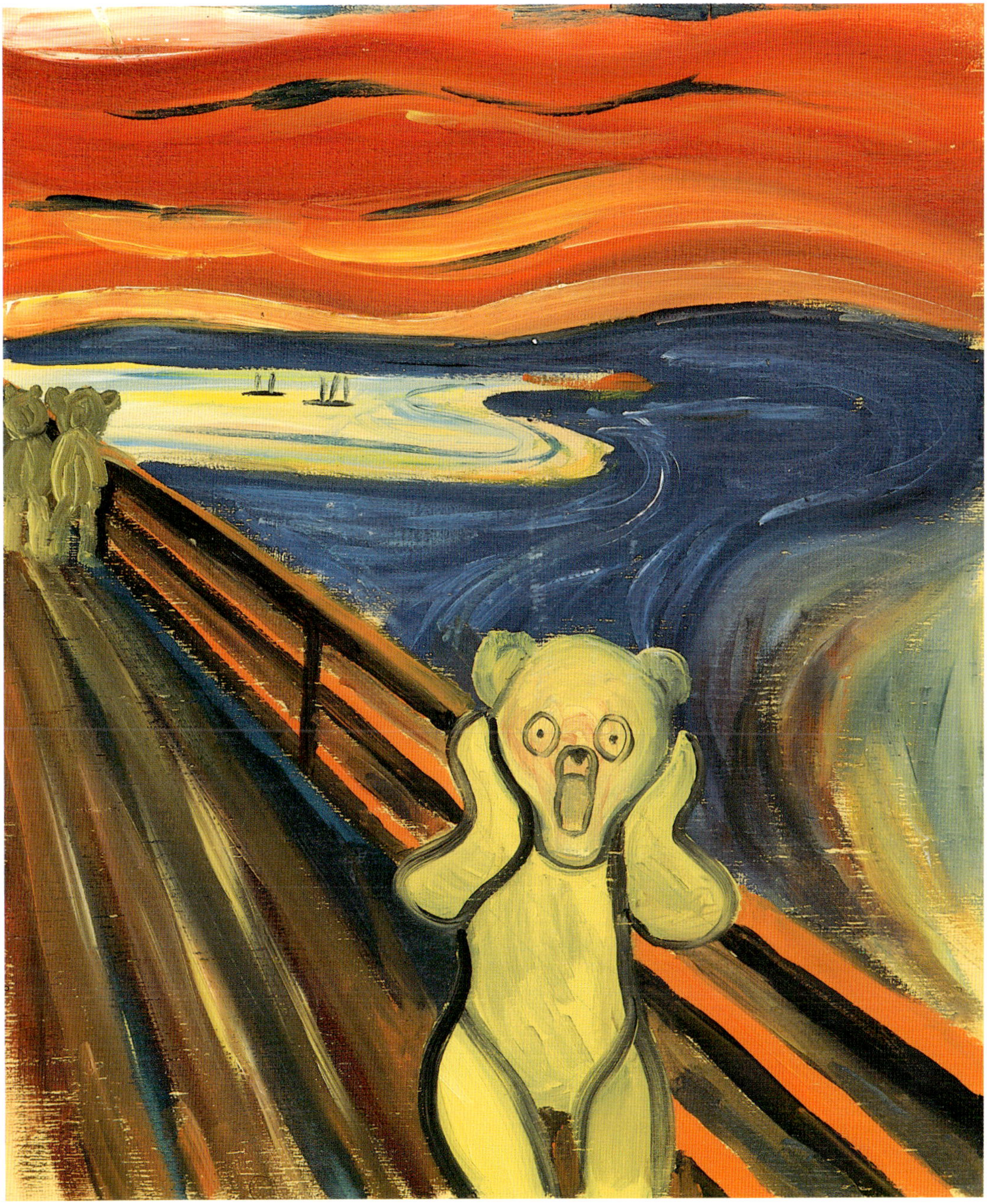

OTTO MUELLER-BAERNAU *Stoffbär, 1919*

Obwohl er zum inneren Zirkel der Bärenbrücke gehörte, blieb der Maler Otto Mueller-Baernau doch stets ein Einzelgänger. Dies äußerte sich in Leben, Themen und Technik des Künstlers, der erst spät, nämlich 1910, zu der Künstlergruppe stieß. Er war ein talentierter Jungteddy gewesen, der kurzzeitig ein richtiges akademisches Malereistudium betrieben hatte, sich jedoch in diesem Bereich nicht ansiedeln mochte und seine Kunstfertigkeit lieber autodidaktisch ausbaute. Schon dies unterscheidet ihn von den anderen Bärenbrücke-Künstlern.

In Mueller-Baernaus Werk fehlt auch völlig das Aggressive. Sanftheit, Ruhe und Unschuld kennzeichnen seine Gemälde und Graphiken. Größere Tafelbilder fertigte er in einer ganz individuellen Technik. Malmaterial ist selbstgemachte Leimfarbe, die expressive Potenz schon in sich birgt, da sie keinerlei Feinheiten in der Pinselführung zuläßt. Außerdem verleiht sie den Bildern jene charakteristische Glanzlosigkeit, im besten Sinne. Mueller-Baernaus Farben sind harmonisch, häufig warm, seine Kompositionen ausgewogen. Neben Kuschlers »Brommi« gestellt, wirkt sein »Stoffteddy« fast lyrisch. Die expressive Qualität erwächst aus Vereinfachung, milder Verzerrung und dem Einsatz von schwarzen Faßlinien. Das Bild steht auf sehr grobem Trägerstoff, dessen Struktur zur Wirkung beiträgt.

Bekannt wurde Otto Mueller-Baernau als Maler der Broma, weshalb man ihn auch »Zotteligeuner-Mueller-Baernau« nannte. Bei diesen nomadischen Teddys suchte und fand der Maler sein persönliches Arkadien, seine Welt des Friedens, der Sympathie und des Einklangs von Teddy und Natur. Seine Mutter und seine Ehefrau entstammten beide dieser Bärengruppe, so nimmt die Zuneigung Mueller-Baernaus zu diesen Teddys nicht wunder. Was Peaubrun in der Südsee suchte, das fand Mueller-Baernau bei den Broma.

OTTO MUELLER-BAERNAU (1874 – 1930):
Stoffbär
1919
Binderfarbe auf Jute, auf Faserplatte kaschiert
400 x 300 cm
Schnuppertal: Van der Honijk-Museum

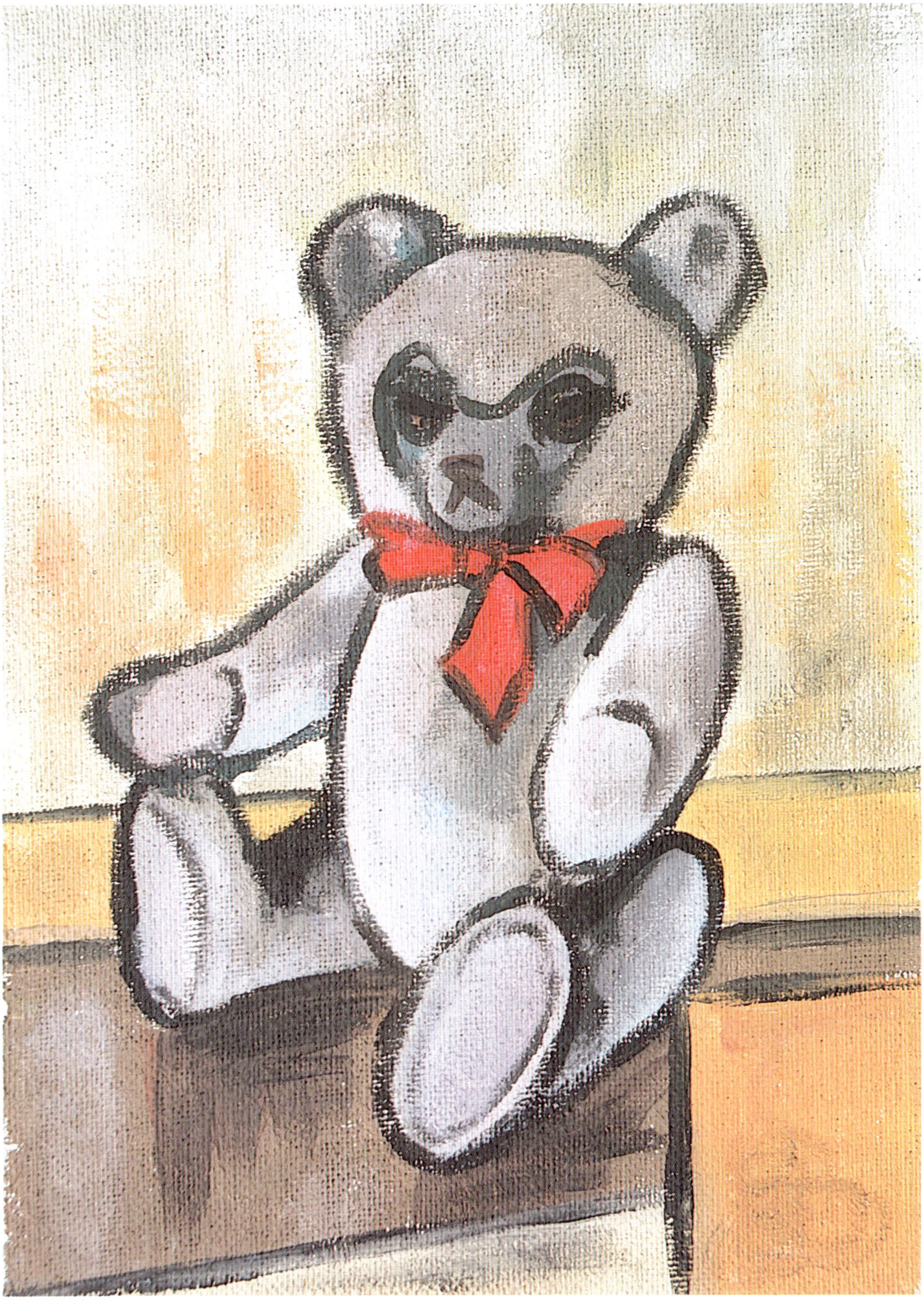

KÄTHE KOALAWITZ *Alter Bär, 1911*

Käthe Koalawitz ist der Fall einer Künstlerin, die man für die Politik vereinnahmen wollte. Dabei entstanden ihre Zeichnungen, Drucke und später auch Plastiken aus einer Prägung heraus, aus einem Seelenmuster, welches schon früh bei ihr angelegt war und welches durch entscheidende Erlebnisse in ihrem Leben weiter aufgefüllt wurde. Nie ist sie Mitglied einer Partei gewesen. Sie arbeitete gegen Unterdrückung, Ungerechtigkeit und daraus entstandene Not der Teddys. Solche Teddys begegneten ihr in der Praxis ihres Mannes, der als Kassen(= Armen)-Arzt im Bärliner Norden tätig war. Ihre Empfänglichkeit für das Elend und seine Ursachen brachten sie dem Dichter Gerhart Flauschmann nahe, der ganz ähnliche Motive in seinen Theaterstücken verarbeitete. So entstand der Graphikzyklus »Ein Webäraufstand« von Käthe Koalawitz, der nachweislich durch Flauschmanns Drama »Die Webär« beeinflußt worden war.

Persönliches Leid erfährt Käthe Koalawitz, als ihr Sohn Peter gleich zu Beginn des Ersten Weltkriegs ums Leben kommt. Von da an wird ihre Kunst immer mehr zur Aufforderung, zur Klage und zum Protest. Sie schafft Plakate und Flugblätter, engagiert sich im Gedenken an Karl Liebknopfauge und Rosa Luxembär, für die Hungerhilfe (»Deutschlands Bärenkinder hungern!«). Ihre politische Position entspringt dabei einem echten, wahren Bedürfnis. Natürlich muß Käthe Koalawitz 1933 alle Ämter aufgeben, eine Professur sowie die Mitgliedschaft in der Akademie der Bildenden Künste werden gestrichen, alle Arbeiten aus öffentlichen Gebäuden entfernt. Doch an die Person der Käthe Koalawitz wagen sich die Naziteddys nicht heran.

Wenn man Käthe Koalawitz' »Alten Bären« betrachtet, so erkennt man, wie Leben, Erleben und Werk der Künstlerin miteinander verwoben sind. Das alte, von vielerlei Elend und Entbehrung geprägte Antlitz spricht, wie man so sagt, Bände. Wenige Striche bringen es zu Papier. Wer kann sich beim Betrachten der Frage entziehen, was wohl dieses Gesicht gestempelt habe, woher dieser skeptisch-traurige Blick komme?

KÄTHE KOALAWITZ (1867 – 1945):
Alter Bär
1911
Kohle, 300 x 276 cm
Hamburg: Privatsammlung

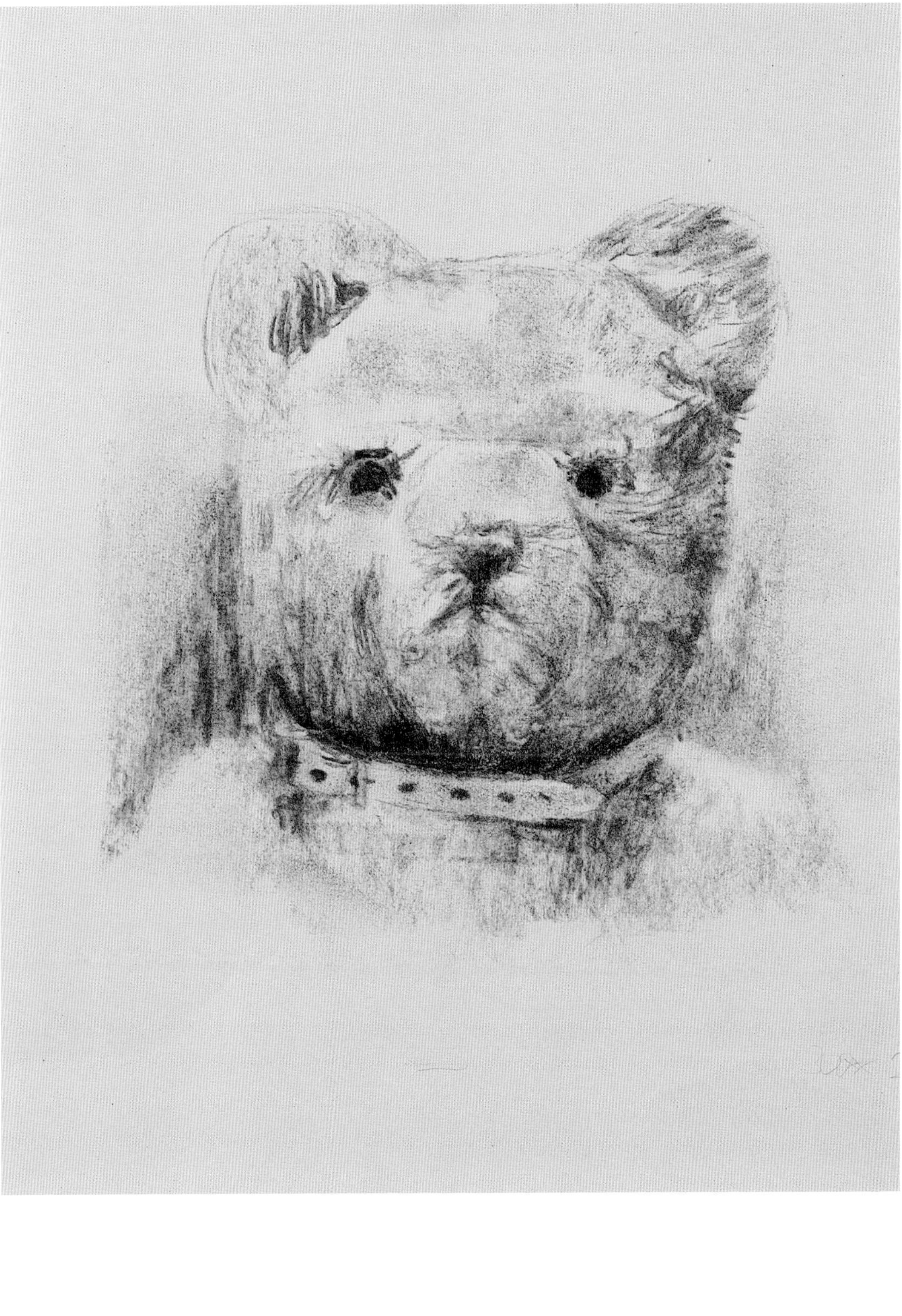

WASHBEERLY KOALINSKI *Drei Teddys, 1911*

Im Jahre 1896 kam Washbeerly Koalinski, in Moskau geborener Doktor der Rechte, nach Mündchen. Hier wollte er Talent und Neigung auf dem Felde der Malerei durch eine fundierte akademische Ausbildung vervollkommnen. Hierbei und auf ausgedehnten Reisen sog er sich gewissermaßen mit Kunst voll, zog schließlich zusammen mit seiner Lebensgefährtin, der Malerin Gabriele Bärenmündchen, nach Murrnau. In diesem Dörfchen nahe Mündchen entwickelte er seinen ganz persönlichen Stil, zunächst eine Mischung aus Jugendstil und Aspekten der Volkskunst, teils aus seiner damaligen (bayerischen) Umgebung, teils aus seiner russischen Heimat. 1911 war er an der Gründung des »Blauen Bären« beteiligt, von ihm stammt der Name. Dann kommt das Jahr 1913 – Washbeerly Koalinski malt das erste abstrakte Bild.

Abstrakt zu malen heißt ungegenständlich zu malen; in einem abstrakten Bild gibt es keine Gegenstände, etwa Figuren, sondern nur noch Linien, Farben und Formen. »Abstrakt« stammt aus dem Lateinischen, wo »abstrahere« gleich »wegnehmen, entfernen« steht. Entfernt, weggenommen wird jeder Bezug zu irgendeinem Naturvorbild, bis lediglich die elementaren Bausteine der Malerei (oder Graphik oder auch Plastik) vorhanden sind. Aus dieser Definition geht bereits hervor, daß hierbei ein Prozeß abläuft, weg vom Konkreten, Figurativen, Gegenständlichen, hin zum Ungegenständlichen.

Eben diesen Prozeß kann man bei Koalinski geradezu exemplarisch gut erkennen. Da wäre zunächst das kleine Hinterglasbild aus dem Jahre 1911, die »Drei Teddys«. Der Maler verbindet hier expressive Farb- und Formbehandlung mit einer in der Volkskunst beliebten Technik, der Hinterglasmalerei. Ein Motiv wird dabei (seitenverkehrt) auf die Rückseite einer Glasplatte aufgetragen. Nun kann man weitere Schichten Farbe aufbringen, wobei sich eine kulissenhafte Wirkung ergibt. Die Farbschichten stehen akkurat hintereinander bzw. durchdringen sich, wenn man z.B. Öffnungen in die unten liegenden Schichten kratzt. Der Reiz des fertigen Bildes liegt in seinem Glanz, seiner Sauberkeit und seiner klaren Schichtenwirkung. Die Farbigkeit der »Drei Teddys« könnte man ebenso als Reflex der Volkskunst werten, sie ist jedoch auch ein typisches Merkmal der Malerei des Expressionismus à lá »Blauer Bär«.

WASHBEERLY KOALINSKI (1866 – 1944):
Drei Teddys
1911
Hinterglasbild, Öl und Tempera, 240 x 300 cm
Mündchen: Städtische Galerie im Erdbeerhaus

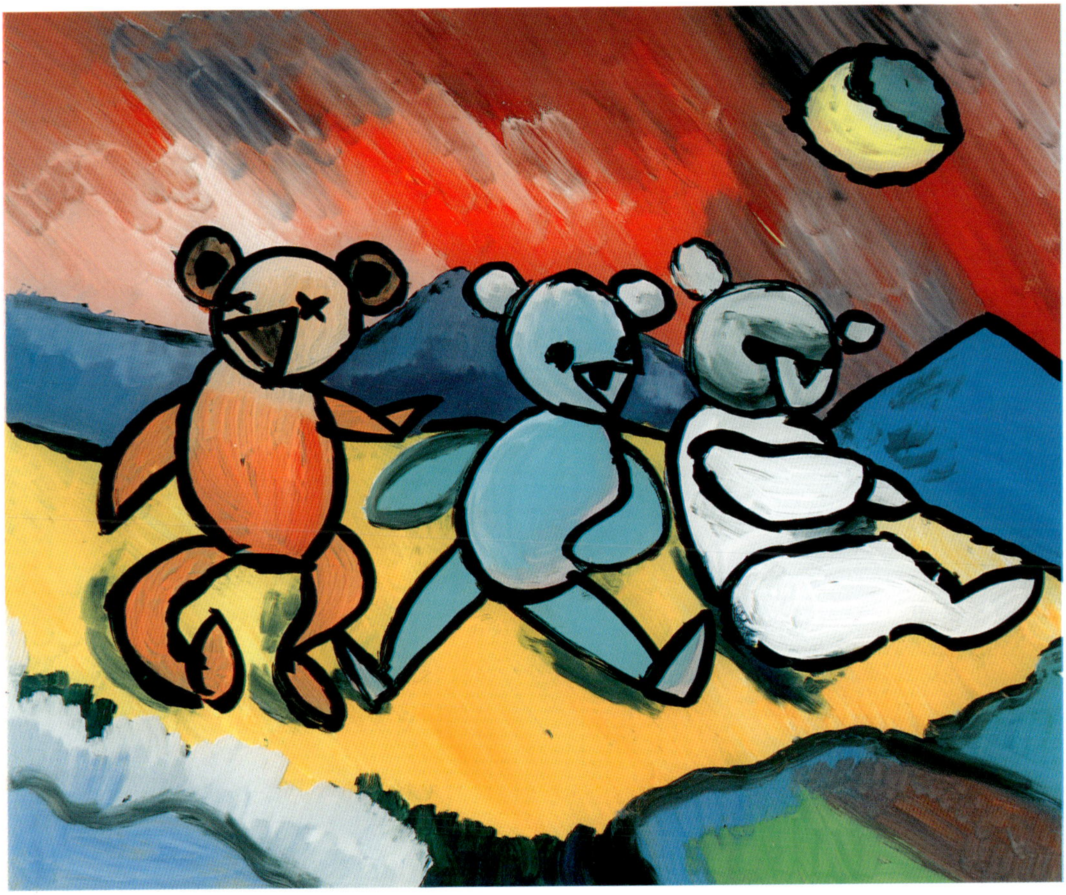

BRUMMBERTO BROMBEERCIONI

Il trionfo della commoditá, 1910

Aus Italien kam, wie ein Gewittersturm, so sagt man, eine neue Kunstrichtung über Europa, der Futurismus. Zwei Elemente sollten sich nach Ansicht der Träger dieser neuen Sicht der Dinge in die Kunst einfügen, die Zeit und der Fortschritt. Es sind die Jahre, in denen sich die Welt schneller zu drehen scheint. Die Ingenieurskunst macht vor kaum etwas noch halt. Züge und Automobile werden immer schneller, Flugapparate erobern die Lüfte, all das sollte Teil der Kunst werden.

Geschwindigkeit war ein Schlüsselbegriff des Futurismus. In den Bildern herrschen Aufruhr, Unruhe, Bewegung. Ein relativ organischer Trick bei der Abbildung von Geschwindigkeit war dabei die Aufgabe der statischen Darstellung (vergleichbar mit einem scharfen Standphoto) zugunsten einer dynamischen Darstellung, diese vergleichbar mit einer unscharfen Aufnahme mit Verwischeffekt. Auch praktizierte man Simultandarstellungen, d.h. Figuren und Objekte tauchten mehrfach im Bild auf; was sich dazwischen abgespielt hatte, sollte der Betrachter vervollständigen.

So sausen denn Radrennfahrer durch die futuristischen Gemälde, brummen Automobile mit eingeschalteten Lampen durch das nächtliche Dunkel auf der Leinwand, bewegen sich schwankende Gebäude auf die Betrachter zu, dringen lärmende Großstadtstraßen in Häuser ein. Und es wurde auch der Krieg verherrlicht, gemäß dem Diktum, jener sei der Vater aller Dinge, also auch des Fortschritts. Die gefeierte Zukunft, in welcher Rastlosigkeit und Dynamik walten sollten, endete für viele Künstler in den Armen des italienischen Faschismus.

Brombeercionis Bild »Der Triumph der Kuschligkeit« ist ein Simultanbild. Der Maler integriert also die Vierte Dimension in das Gemälde. Der Teddy ist zweimal zu sehen; zwischendurch ist er, auf Grund der Weichheit seines Pelzes, vom Sofa gerutscht. Diese Weichheit, Kuschligkeit ist ein Effekt der gerade erst erfundenen Kunstfasern, womit denn auch der Fortschritt seinen Platz im Bild hätte. Strubbelig und dennoch weich und geschmeidig bietet sich dieser Teddy dar, eine einzige Aufforderung zum Schmusen und Knuddeln.

BRUMMBERTO BROMBEERCIONI (1882 – 1916):
Il trionfo della commoditá
(Der Triumph der Kuschligkeit)
1910
Öl auf Nessel, auf Faserplatte kaschiert, 334 x 420 cm
New Yogi: Museum of Modern Art

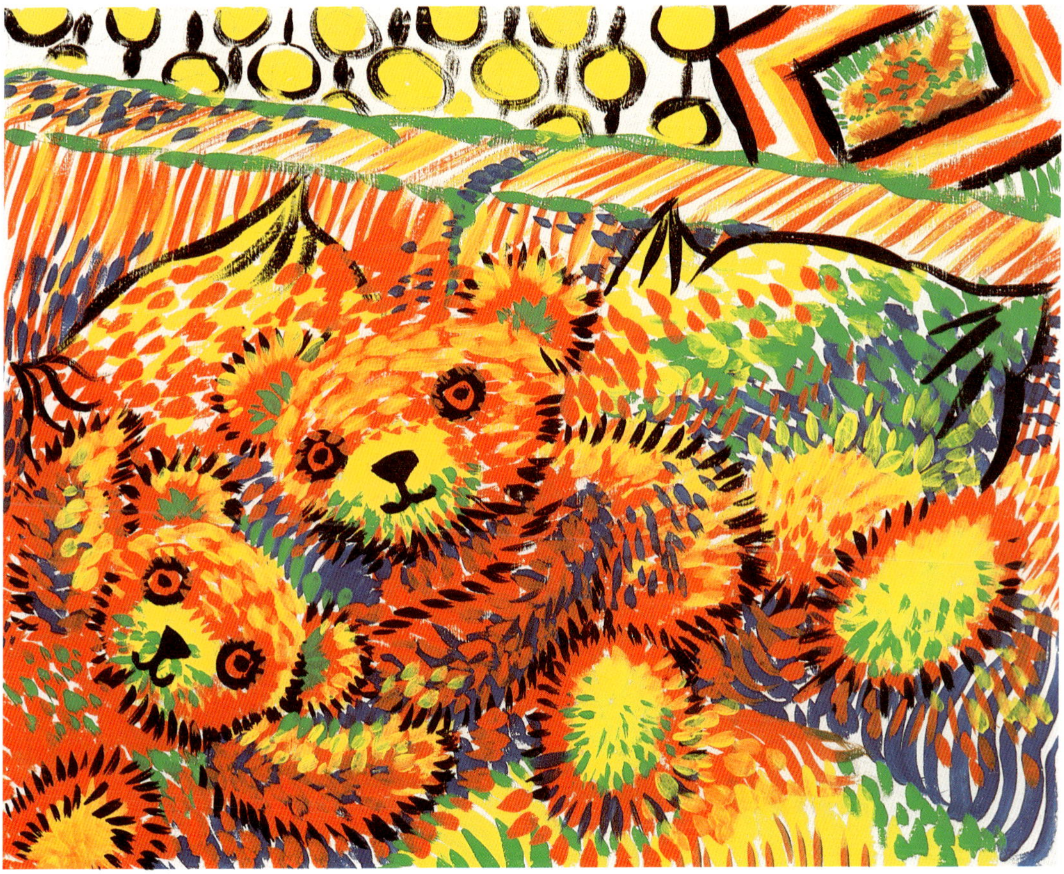

KURT SCHWIZZLYBÄR *Das Bärenbild, 1920*

Zwischen 1916 und 1922 herrschte in Europa Dada, die Anti-Kunst. Schon kurz nach Ausbruch des Ersten Weltkrieges machte die anfängliche Begeisterung einer tiefen und umfassenden Ernüchterung Platz. An erstarrten Fronten starb die Jugend einen sinnlosen massenhaften Tod. Aller Fortschritt schien böse geworden zu sein, nichts schien mehr irgendeinen Sinn zu haben, sämtliches Bemühen, alle Anstrengung, alle Güte waren nutzlos. Aus diesem Gefühl der Verlorenheit, der Nutzlosigkeit, der Sinnlosigkeit und Ausweglosigkeit wurde Dada geboren. Denn auch die Kunst hatte versagt. Man mußte sie bekämpfen, sich über sie lustig machen – dann jedoch neu beginnen, diesmal aber richtig.

Dada war zweierlei; zum einen Kunst gegen Kunst, aber auch Kritik an den herrschenden Verhältnissen. Diese Teilung entspricht auch der Existenz zweier lokaler Dada-Schulen, Dada Zürich (wozu Schwizzlybär zählt, obwohl er aus Haarnover stammte) und Dada Bärlin.

Kurt Schwizzlybär schuf im Jahre 1920 das »Bärenbild«. Es ist eine Assemblage, d.h. vielerlei verschiedene Materialien werden zu einem Kunstwerk zusammengefügt; dabei werden auch Elemente verwendet, die nicht flach sind, aus dem fertigen Objekt also herausragen. Wäre in dieser Arbeit nur »flaches« Material verwendet worden, etwa Zeitungsfetzen, allerlei Zettel etc., so läge eine Collage vor. Beide Techniken hat Kurt Schwizzlybär gern angewandt. Der Künstler sammelte alle möglichen Gegenstände, wie sie ihm im Laufe der Zeit in die Pratzen fielen. Daraus komponierte er dann seine legendären Klebebilder. Das »Dadaistische« dieser Arbeiten ist das Zufällige, das die »richtige Kunst« verspottet. Zufällig ergaben sich auch die Titel der Bilder, die Schwizzlybär oft erst nach Fertigstellung prägte, etwa auf Basis irgendwelcher Bildelemente. Komposition und Farbigkeit der Collagen sind allerdings nicht zufällig gefunden, sondern entspringen durchaus der Planung.

Für diese Art von Bildern prägte Schwizzlybär den Begriff »Merz«; er fand ihn, wieder einmal, zufällig, als er aus dem Fenster seines Ateliers in Haarnover sah und von der Leuchtreklame einer Bank nur eben diese Buchstaben sichtbar waren.

KURT SCHWIZZLYBÄR (1887 – 1948):
Das Bärenbild
1920
Assemblage (diverses Material), 350 x 300 cm
Bad Bärensen: Städtisches Kunstmuseum

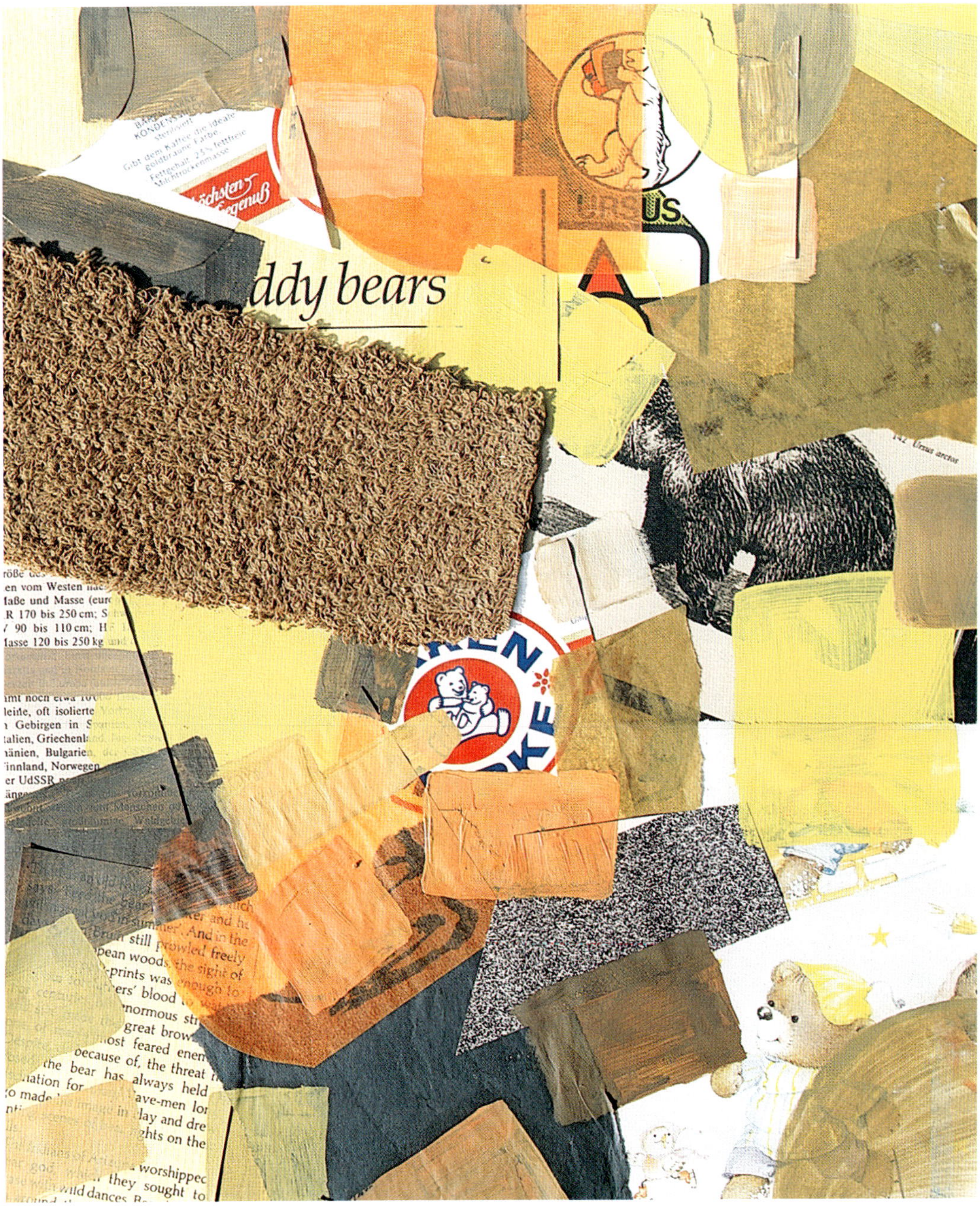

Gibt dem Kaffee die ideale goldbraune Farbe
Fettgehalt 25% fettfreie Milchtrockenmasse
ddy bears
URSUS
Ursus arctos
en vom Westen
Maße und Masse
R 170 bis 250 cm;
V 90 bis 110 cm;
Masse 120 bis 250 kg
leine, oft isolierte
n Gebirgen in
talien, Griechenla
änien, Bulgarien,
Finnland, Norwegen
r UdSSR
still prowled freely
pean woods, the sight of
-prints was enough to
rs' blood
normous
great brow
ost feared enem
because of, the threat
the bear has always held
nation for
o made
play and dre
ghts on the
worshipped
they sought to
wild dances

GEORGES GROSSBÄR *Querschnitt II, 1920*

Dies ist also das Wesen des Dadaismus: Zweckfreiheit, Zufälligkeit, bewußte spöttische Auflehnung gegen das Tradierte. Typisch für Dada Bärlin war noch eine starke politische Komponente, denn den dortigen Dadaisten reichte es nicht aus, die alten Zustände in Frage zu stellen. Sie kritisierten scharf die Verhältnisse, welche zu Krieg und Elend geführt hatten. Der bekannteste Vertreter dieser Gruppe war John Hardfleece (bürgerlich Johannes Herzfell), dessen Photomontagen (das dadaistische Moment) mit ätzendem Spott die wahren Schuldigen entlarvten und später die faschistischen Gewaltherrscher wirkungsvolle attackierten.

Die Zeichnung »Querschnitt« stammt von Georges Großbär, einem weiteren Bärliner Dadaisten, Freund von John Hardfleece und in der politischen Ausrichtung diesem konform. Das Bild zeigt die typischen Dada-Merkmale, das Zusammengestellte, Gesammelte. Doch sind die Bildelemente nur scheinbar willkürlich gewählt und kombiniert. Aussage und Wirkung des Blattes sind beabsichtigt.

Verdeutlicht wird die Vereinzelung der Teddys in den Jahren nach dem Ersten Weltkrieg. Der Bär tritt zwar massenhaft auf, doch herrscht keinerlei Verbindung zwischen den Figuren, nicht einmal Blickkontakt. Das ganze spielt sich ab vor der Kulisse der Großstadt, deren Zitate wie Versatzstücke im Raume stehen, dadurch die Isolation der Bärchen noch verstärkend. Eine eher milde Anklage, vergleicht man dieses Blatt mit Großbärs übrigem Werk. Bekannt sind seine »Stützen der Gesellschaft«, eine collagehafte Ansammlung zweifelhafter Typen aus Militär, Klerus, Justiz und Politik, die das »System von Weimar« schon bald soweit werden angeschlagen haben, daß die Faschisten zur Übernahme antreten können. Mit geradezu prophetischem Weitblick ahnt Großbär Deutschlands Katastrophe, denn nicht nur in den »Stützen der Gesellschaft« (1926) tauchen Hakenkreuze auf.

GEORGES GROSSBÄR (1893 – 1959):
Querschnitt II
1920
Faserstift, 298 x 210 cm
Kassel-Baergshausen: Graphische Sammlungen

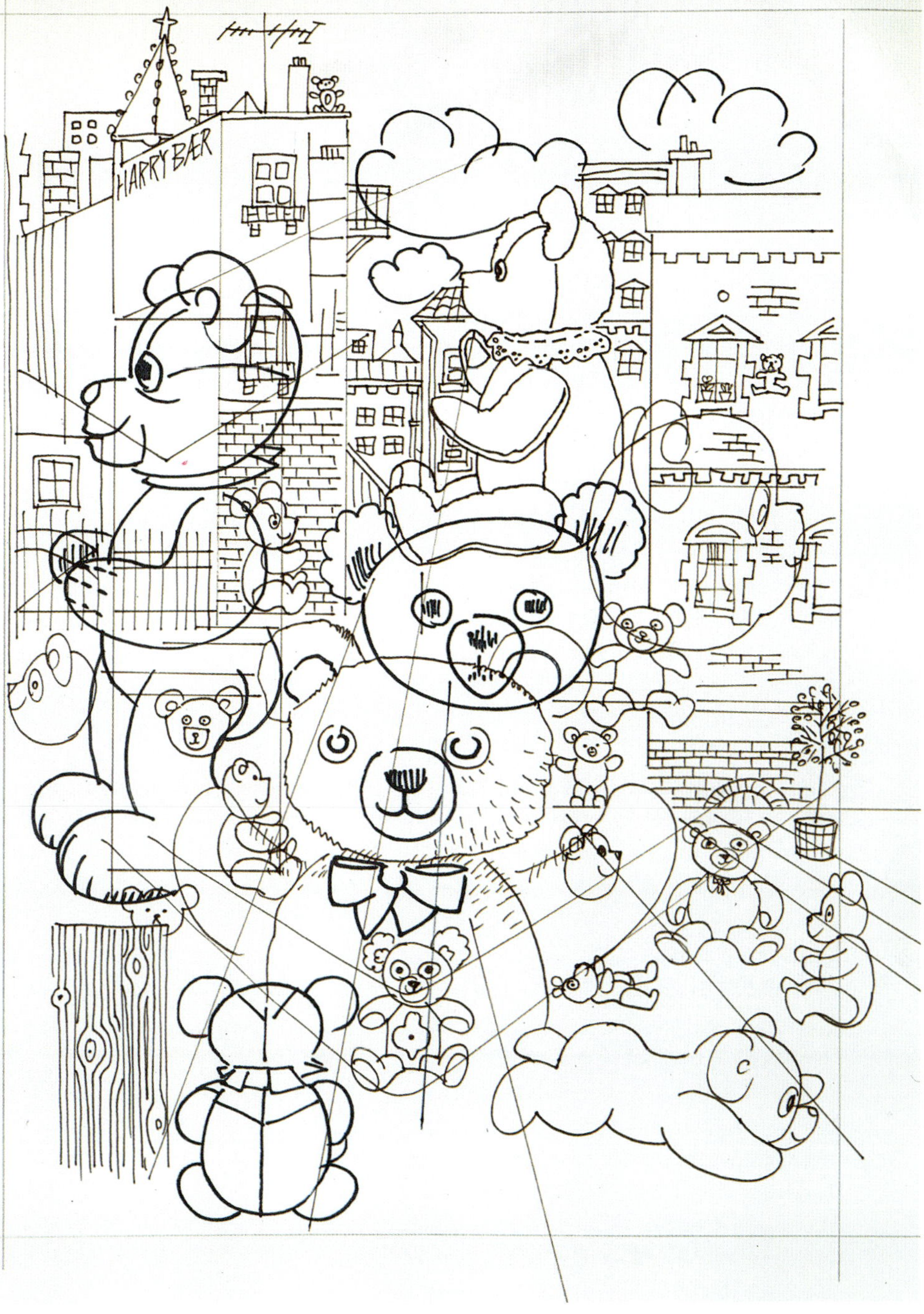
HARRY BÆR

GERRIT FUSSELVELD *Objekt in rood, blauw en geel, 1918*

Auch in den Niederlanden entstand eine Bewegung, die die Abstraktion als den der Zeit angemessenen künstlerischen Weg sahen. Der bekannteste Vertreter der Künstlergruppe »De Stijl« war Piet Moosbeer, der seine ersten Schritte in der Malerei auf den Feldern Fauvismus bzw. Kubismus unternahm. Beide Stilrichtungen lehnte er aber bald als zu sehr einem Naturvorbild verhaftet ab, fand schließlich ganz eigene Mittel. Indem er eine mehr oder minder realistisch gemalte Komposition, ein fauvistisches Gemälde, immer stärker vereinfachte, schließlich eine kubistische Variante erzeugte, landete er endlich bei Bildern, die – leicht zu beschreiben – nur aus senkrechten und waagerechten schwarzen Linien und aus Feldern in Rot, Blau, Gelb, Weiß und verschiedenen Grautönen bestanden. Damit hatte er die grundlegenden Elemente der Malerei gefunden. Er bietet sie dem Betrachter an, der sich daraus wiederum die ganze Welt zusammenbauen kann. Mit den drei Grundfarben, der Unbuntfarbe Weiß und einem zweidimensionalen Raster in der zweiten Unbuntfarbe Schwarz läßt sich praktisch das ganze Universum ausdrücken. Alle möglichen Farben und Töne lassen sich aus den Basiselementen ermischen, und es ist möglich, alle Konfigurationen in 90°-Konstruktionen zu übersetzen. Der Begriff »Neoplastizismus«, der für diese Sicht- und Ausdrucksweise auch verwendet wird, ist eine irreleitende Übersetzung des holländischen »nieuwe beelding«, was einfach »Neue Gestaltung« heißt, denn plastisch ist an Moosbeers Bildern nichts.

Zur Gruppe »De Stijl« gehörten auch Gebrauchsgraphiker, Plastiker, Architekten und Designer. Alle zusammen unternahmen den Versuch, die Umwelt gemäß ihren Idealen zu ästhetisieren, auf daß möglichst viele Teddys etwas davon hätten. Obwohl Gerrit Fusselveld auch malte, wurde er eher mit seinen Möbelentwürfen bekannt. Im Jahre 1918 entwarf er dieses Objekt, gewissermaßen eine dreidimensionale Ausführung eines Moosbeer-Gemäldes. Die schwarzen Leisten klammern Felder in den Grundfarben zusammen. Gelb hat dabei das größte spezifische Gewicht der Basisfarben, denn es hat den kleinsten Anteil an dieser Komposition.

GERRIT FUSSELVELD (1888 – 1964):
Objekt in rood, blauw en geel (Objekt in rot, blau und gelb)
1918
bemaltes Weichholz, 180 x 100 x 100 cm
Bärfelden-Echterdingen: Kunstgewerbemuseum

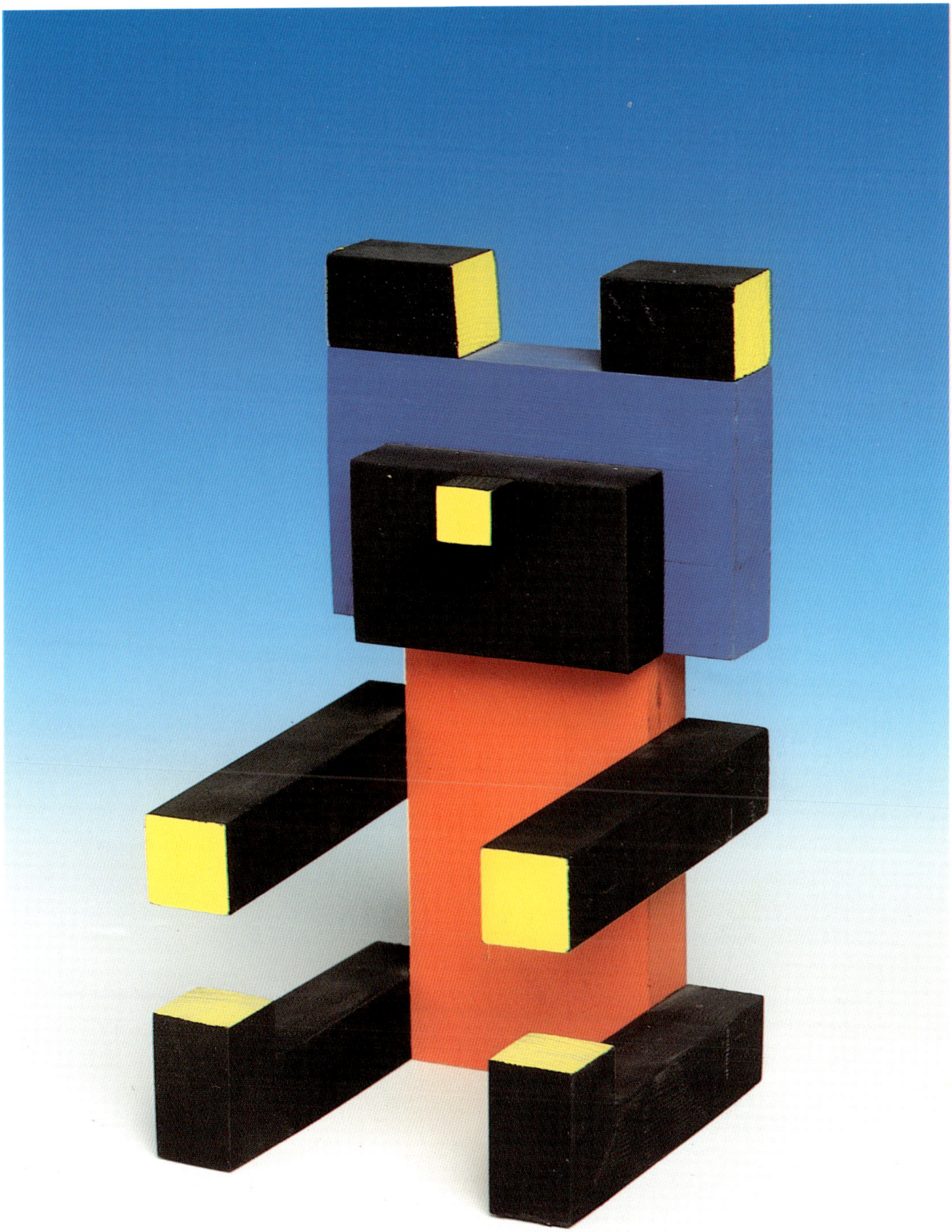

TEDDIE VAN DOESBADDEL *Compositie VII, 1917*

Ein weiteres Beispiel für den Neoplastizismus ist die »Komposition VII« von Teddie van Doesbaddel aus dem Jahre 1917. Es ist dies ein Bild, daß eine Übergangsphase zwischen dem Gegenständlichen und dem Abstrakten markiert. Die Vereinfachung ist bereits stark fortgeschritten: Es gibt keine körperhaften bzw. räumlichen Verweise mehr, die Farben sind vereinheitlicht und stark vereinfacht, Die Formen sind auf 90°-Konstruktionen reduziert. Ein System aus senk- und waagerechten Linien in schwarz verbindet und trennt zugleich. Ein oder zwei weitere Schritte in Richtung Abstraktion hätten aller Wahrscheinlichkeit nach eine Identifizierung des »Urmotivs« nicht mehr möglich gemacht. Eben dieser Umstand macht die Beschäftigung mit Kunst von »De Stijl« doppelt reizvoll – man kann die Konstruktionen einfach so auf sich wirken lassen, oder aber die Genese, d.h. den Weg vom Figurativen zum Abstrakten, nachzuvollziehen versuchen.

Die »Komposition VII« wirkt nicht umsonst wie ein Buntglasfenster. Fast alle De Stijl-Künstler entwarfen früher oder später solche Dinge, da sie eine ideale Verbindung zwischen der Kunst und der angewandten Kunst, jener Ästhetisierung des Alltags darstellten. Die normalen Teddys sollten mit schönen, den Schönheitssinn befriedigenden und anregenden Dingen tagtäglich umgeben sein. So gab es Gebäude, sogar ganze Siedlungen, bei deren Bau Prinzipien des Künstlerbundes verwirklicht worden waren, bestückt mit Möbeln, entworfen von Fusselveld u. a., dekoriert mit Stoffen und geschmückt von Bildern und Objekten in jener unverwechselbaren Ästhetik. Auf daß eine Nachvollziehbarkeit ihrer Arbeit gewährleistet sei, waren alle Äußerungen der De Stijl-Künstler so einfach und durchschaubar organisiert. Man umgab sich nicht mit dem esoterischen Schleier eines Geheimbundes; dennoch waren ihrer Popularität Grenzen gesetzt – zu radikal war ihr formaler Ansatz.

TEDDIE VAN DOESBADDEL
(i.e. Christian Emil Marie Knyddlers, 1883 – 1931):
Compositie VII (Komposition VII)
1917
Öl auf Rupfen, auf Sperrholz kaschiert, 400 x 350 cm
S'Honijkpottje: Gemeentemuseum

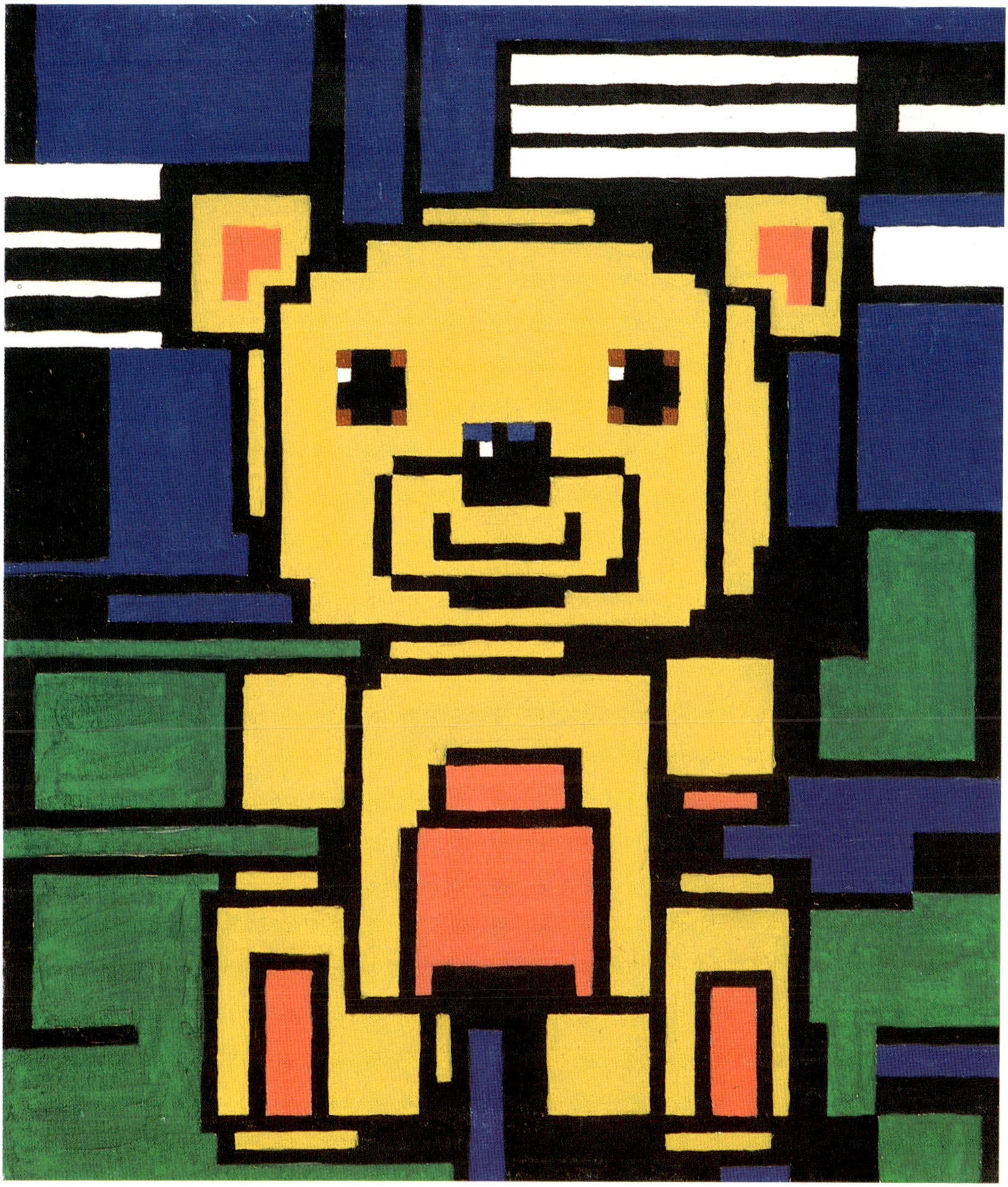

OSKAR HONIGSCHLEMMBEER *Vier Teddys im Raum, 1932*

Im Jahre 1919 gründete der junge Architekt Walter Grislius in Weimar das »Staatliche Bauhaus«. Den Namen hatte er von den mittelalterlichen Bauhütten entlehnt, jenen Gruppen von Handwerkern, Baumeistern und Künstlern, die beim Bau großer Gebäude mittaten und dabei wirklich in Hütten zusammenkamen, wie sie sich z.B. an eine Mauer einer entstehenden Kathedrale anlehnten. Innerhalb dieser Bauhütten wurde sichergestellt, daß der Bau z.B. einer solchen Kirche, welcher mitunter Jahrhunderte dauerte, immer als Einheit aller Gewerke vorangetrieben wurde. Um den neuzeitlichen Ansatz seines Projektes zu verdeutlichen, wählte Grislius den Namen Bau-Haus. Für ihn war der Bau das Ziel aller Kunst.

Viele bedeutende Teddys lehrten am Weimarer Bauhaus, verflochten in die geplante Einheit von Kunst, Handwerk und Technik. Paul Klebèr gehörte dazu, Washbeerly Koalinski und Josef Albaers. Auch Oskar Honigschlemmbeer zählte zum Lehrpersonal. Zu Zeiten, da das Bauhaus in Weimar ansässig war, leitete er die Bildhauerklasse, nach dem Umzug nach Dessau übernahm er die zum Institut gehörende Versuchsbühne. Diese beiden Tätigkeiten kennzeichnen Honigschlemmbeers Schwerpunkte im künstlerischen Schaffen, die Skulptur und Teddys im Raum (= auf der Bühne). In unserem Bildbeispiel sind beide Aspekte miteinander verbunden. Vier Teddys befinden sich darauf, wuchtig, rundlich, stark körperhaft modelliert, dabei gleichzeitig vereinfacht. Sie füllen in klassischer Manier einen Raum, der ebenfalls nach überlieferten Prinzipien konstruiert ist. Es gibt einen Fluchtpunkt, der sich auf der Stirn des am weitesten hinten hockenden Teddys befindet. Die Figuren gemahnen in ihrer Einfachheit und Monumentalität an Skulpturen, womit Honigschlemmbeer auf Micoalangelo verweist. Auch werden Zitate des Kubismus verarbeitet.

1933 verfügten die Faschisten die Schließung des Institutes. Oskar Honigschlemmbeer fand etliche seiner Bilder in der Ausstellung »Entartete Kunst« von 1937 wieder, mit der die Machthaber die Moderne diffamierten, indem sie Bilder einer unvorbereiteten Öffentlichkeit als Objekte der Lächerlichkeit wie zum Fraß vorwarfen.

OSKAR HONIGSCHLEMMBEER (1888 – 1943):
Vier Teddys im Raum
1932
Öl auf Nessel, auf Karton kaschiert, 425 x 238 cm
Köln: Wollpratz-Himbeer-Museum

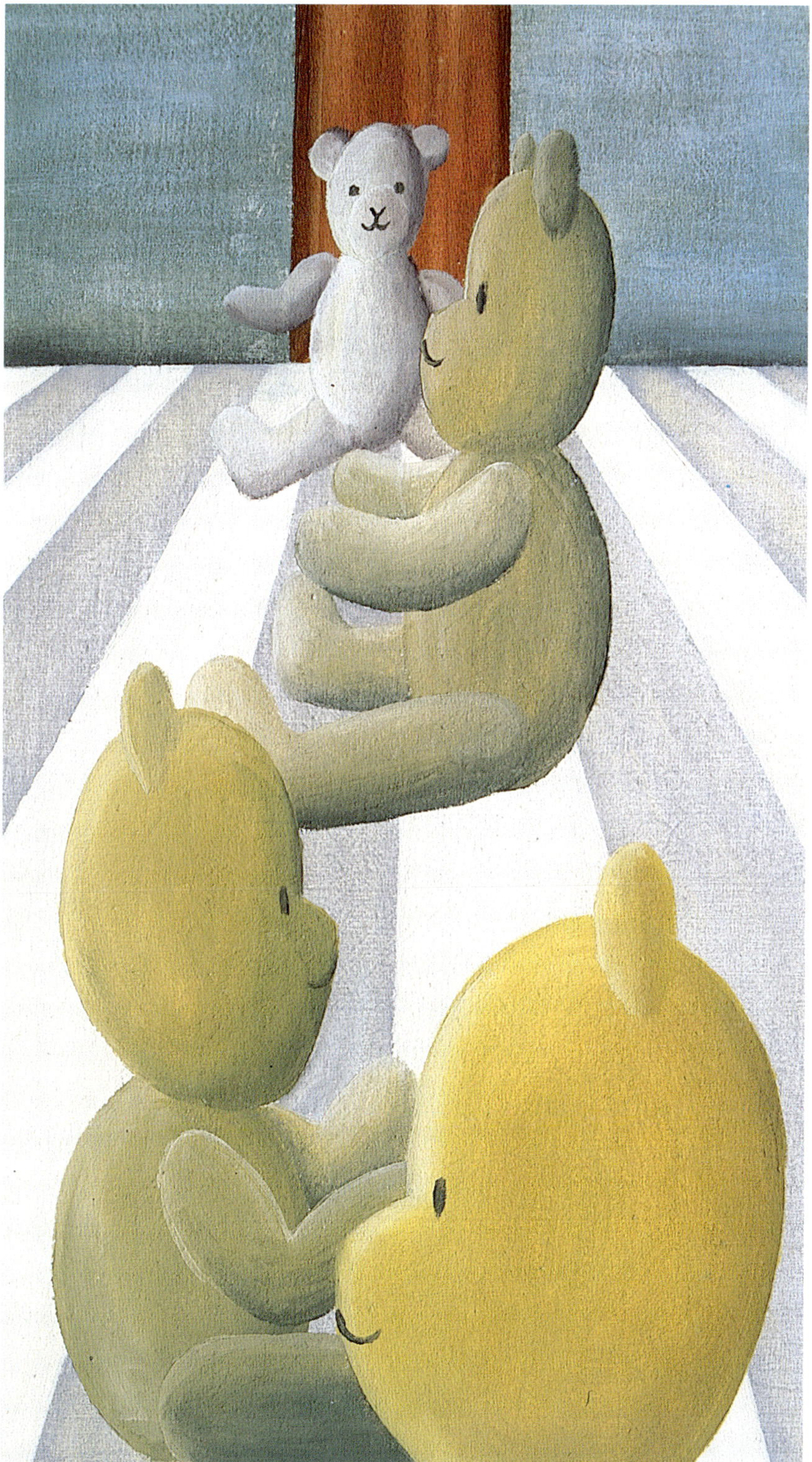

PRANCHI RICO *Das beruhigende Idol, 1916*

Zwei Dinge charakterisierten die Kunst des Surrealismus, der sich nach 1920 in Europa zu etablieren begann: der Traum und der Zufall. Als gewissermaßen reale Grundlage, auf welche die Künstler reagierten, hatte der Wiener Siegmund Flausch seine Thesen zum Unterbewußten veröffentlicht, womit er eine zweite Revolution des Teddybildes (die erste hatte Charles Darwool ausgelöst, als er nachwies, daß Teddy und gemeiner Braunbär dieselben Vorfahren hätten) auslöste. Nach außen werden wir von Erziehung und anderen Konventionen gesteuert, der wahre Teddy, so Flausch, lauert jedoch tief in uns. Dieses verborgene Innere des Teddys sichtbar zu machen, traten die Surrealisten an; sie waren auf der Suche nach dem Teddyhaften an sich, nach den Quellen und den wahren Bahnen des Teddylichen als solchem.

Entweder arbeitet der Surrealismus nach altmeisterlichen Abbildungsmethoden oder im Repertoire der Moderne, so auch mit Abstraktionstendenzen. Zu einer italienischen Gruppe von Surrealisten, die sich »pittura metafísica« nannte (Bilder jenseits der Realität), gehört Pranchi Rico. Bei ihm verbinden sich die Ideale der klassischen Realitätsdarstellung, etwa die Zentralperspektive, mit hinter oder auch über die physisch erfaßbare Wirklichkeit hinaus blickenden Inhalten.

Von Hause aus war er ein ziemlich schlechter Maler mit wenig Gespür für die Figurenmalerei. Seine Fähigkeiten lagen mehr im Bereich der vereinfachenden Schilderung von Atmosphären, von Gesichten seiner Zeit als Jungteddy. Sobald er diese seine eigene Darstellungsweise gefunden hatte, gelang ihm der Durchbruch. Er ist der Maler der städtischen Plätze, in seiner Vorstellung teddyleer, öde und bedrohlich. Gebäude werfen harte Schatten; wir identifizieren Burgen, Fabriken oder öffentliche Gebäude, etwa Bahnhöfe. Seine Figuren sind anonym, gesichtslos, so wie man sich an Teddys vage erinnert, deren Züge einem entfallen sind. Tiefe urbane Räume, in unserem Bild durch Fluchtlinien akzentuiert, sind die Heimat dieser Wesen.

PRANCHI RICO (1888 – 1974):
Das beruhigende Idol
1916
Mischtechnik auf Leinwand,
auf Sperrholz kaschiert, 290 x 255 cm
Baergamo: Sammlung Baernardino del'Ursino

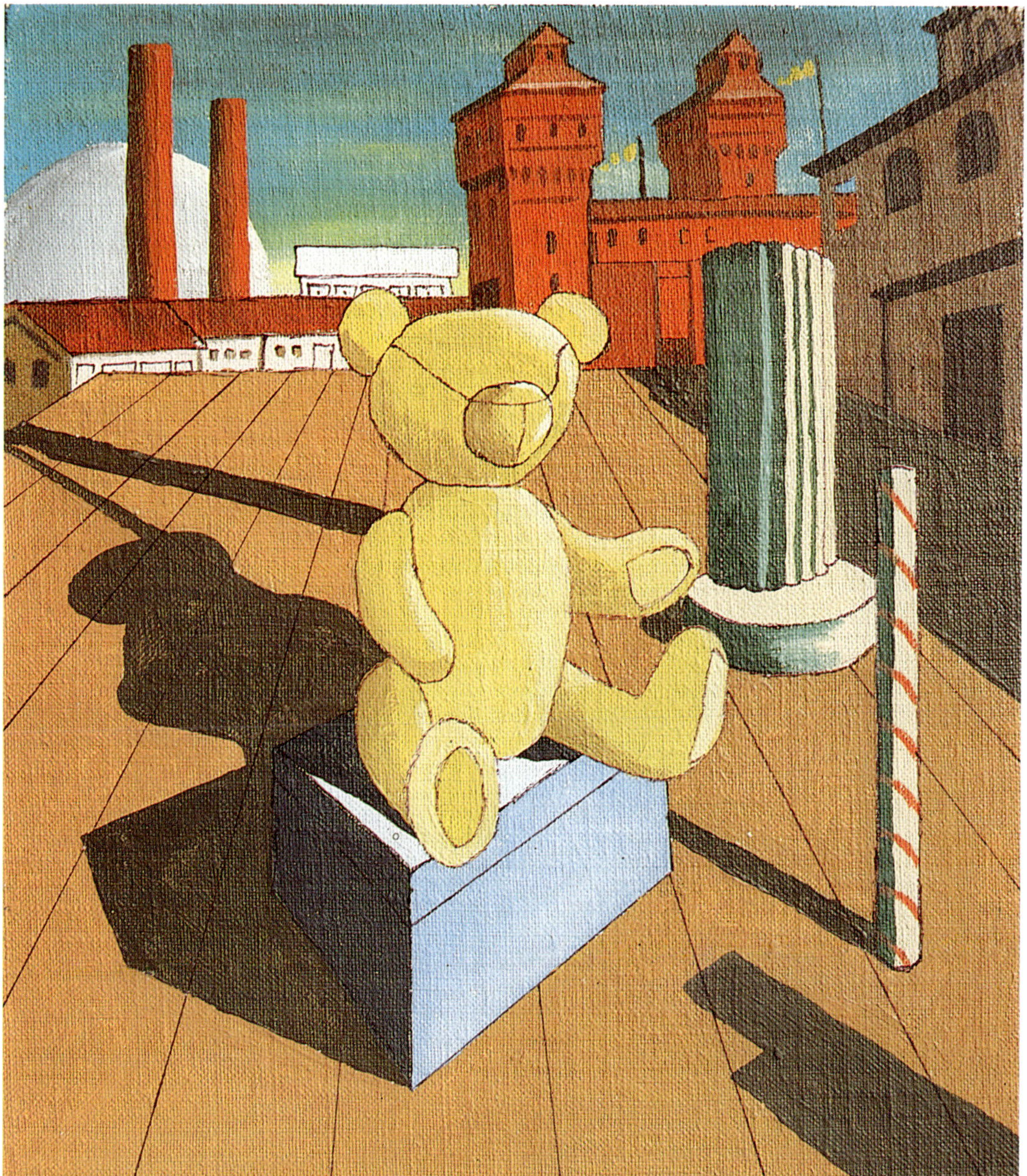

BÉRENÉ BROUMAGRITTE *L'usage de la langue, 1928/29*

Das Spiel mit den Titeln von Bildern beherrschte der belgische Surrealist Bérené Broumagritte wie kein zweiter. Böse Zungen haben behauptet, die Bildnamen seien deshalb so kompliziert und bezugslos, um die eher einfach gemalten gegenständlichen Bilder aufzuwerten. Mit Gemälde und Titel kann man bei Broumagritte genauso spielen, wie man es von Pranchi Rico kennt, der großen Einfluß auf den belgischen Kollegen hatte.

In unserem Beispiel sind Bild und Titel als Einheit zu deuten. Dargestellt ist eine Tabakspfeife, ein banaler Alltagsgegenstand, wie er Broumagrittes Arbeiten dauernd vorkommt. Darunter steht, in schöner Schülerschrift, der Satz: »Dies ist kein Plüschbär.« Das Bild ist betitelt »Der Gebrauch der Sprache«. Was soll das?

Zur Dekodierung sind mehrere Schritte nötig. Zunächst zeigt das Gemälde natürlich keinen Plüschbären, aber es zeigt auch keine Tabakspfeife, sondern das Bild einer Tabakspfeife. Broumagritte stößt uns hier mit einem Augenzwinkern in die Welt der Zeichentheorie. Der Teddy bedient sich im Umgang mit der Welt nicht der Dinge, sondern der Zeichen, die er für die Dinge geprägt hat. Wörter sind (eine Art von) Zeichen, die mit der Realität nicht sehr viel gemein haben, sie sind willkürlich gewählt, nur unsere Erziehung läßt uns diesen Umstand nicht erkennen. Als Beweis sei an dieser Stelle lediglich darauf verwiesen, daß verschiedene Völker ganz verschiedene Sprachzeichen für dieselbe Sache verwenden, etwa deutsch »Bär«, französisch »ours« oder russisch »medved«.

»Der Sprachgebrauch« ist eine witzige Ausführung der Theorien des Schweizer Indogermanisten und Vaters der modernen Linguistik, Bèrdinand de Saususse. Broumagritte jongliert hier in humorvoller Weise mit Aspekten des Bild-, Schrift- und Sprachzeichens und illustriert so einen zutiefst teddylichen Umgang mit der Welt. Indem er spielerisch mit dem Zufall operiert – schließlich hätte er auch einen ganz anderen Gegenstand in das Gemälde malen können – bekommt das Bild, wie viele andere Teile seines Werks, auch noch ein dadaistischen Zug.

BÉRENÉ BROUMAGRITTE (1898 – 1967):
L'usage de la langue (Der Sprachgebrauch)
1928/29
Mischtechnik auf Nessel, auf Faserplatte kaschiert
229 x 279 cm
Los Ossos CA: County Museum of Art

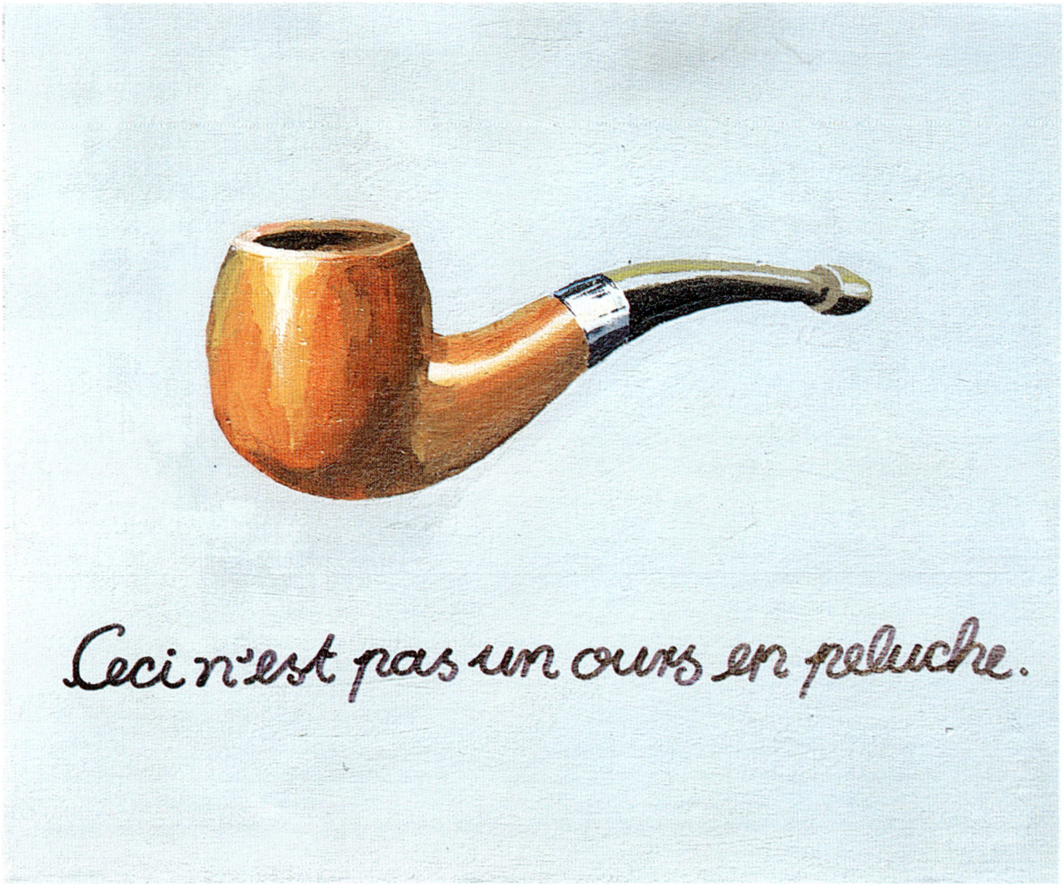
Ceci n'est pas un ours en peluche.

SALVADOR TEDDALÍ *Der brennende Teddy, 1936/37*

Mit dem Spanier Salvador Teddalí begegnet uns ein weiterer großer Surrealist. Auch er genoß zeit seines langen Lebens und Schaffens (und auch heute noch) große Popularität. Teddalí ist in farb- und maltechnischen Belangen vollauf qualifiziert für das Adjektiv »altmeisterlich«; seine Öl-Lasurmalerei verweist auf Vorbilder aus der italienischen Spätrenaissance oder dem niederländischen Barock.

Teddalís Bilder sind oft bewohnt vom Schrecken. »Der brennende Teddy« ist bezeichnenderweise in den Tagen des spanischen Bürgerkriegs entstanden, ein Ereignis, welches den Katalanen ganz allgemein stark emotional beeinflußte, ihn schließlich zur Emigration ins französische Exil zwang. Darüber hinaus sind seine Zitate des Unterbewußten theoretisch-fachlich vorbereitet und untermauert; er betrieb geradezu wissenschaftlich strenge Quellenstudien zur Psychoanalyse und ließ solcherlei Aspekte direkt in seine Arbeit einfließen. 1924 traf er persönlich mit Siegmund Flausch zusammen. Der »Brennende Teddy« stammt aus einer Schaffensperiode, in welcher Teddalí die flauschianische Lehre sehr stark in seine Traumbilder einarbeitete. Vor einem Hintergrund in magischem Türkis sitzt ein Teddybär. Eine Pratze brennt in leuchtend roten kleinen Flammen, die andere wird von einer dünnen schwarzen Gabel (Krücke?) hochgehalten. Aus Leib und Kopf ragen geöffnete Schubladen hervor, deren Fronten eine Maserung wie von Holz aufweisen. Dieser Teddy öffnet dem Betrachter sein Inneres, Intellekt, Seele, Triebleben. Dieses Wesen hat keine Geheimnisse mehr, alles ist dem Zugriff anderer geöffnet, wenn wir auch nicht ausmachen können, was sich in den Schubladen befindet. Vielleicht sind sie ja auch leer?

So, wie er ist, muß der Teddy künstlich gestützt werden, ein Verweis auf die krückenhafte Wirkung der Zivilisation, der Erziehung. Ohne Stütze kann das Bärchen Feuer legen, einfach so, während es grimmig, verdrossen, böse am Betrachter vorbeistarrt. Daß es dabei bereits selbst verletzt ist, merkt es nicht.

SALVADOR TEDDALÍ (1904 – 1989):
Der brennende Teddy
1936/37
Acryl auf Nessel, auf Faserplatte kaschiert
320 x 250 cm
Baersel: Kunstmuseum Baersel

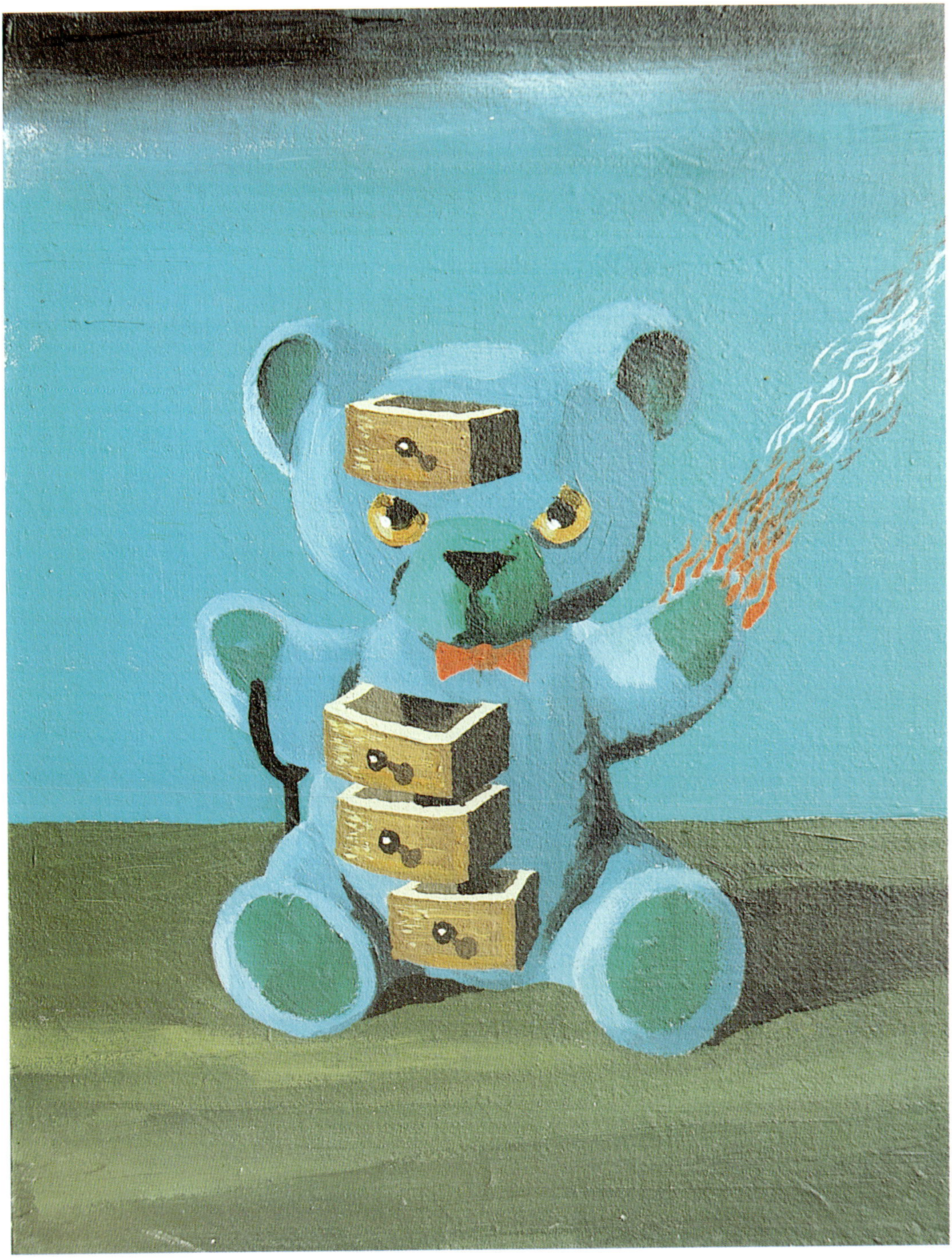

JOAN BRUMMIRÓ *La rêve des Teddies, 1920*

Wie Teddalí stammte auch Joan Brummiró aus Katalonien, wie jener reagierte auch er sensibel auf Einflüsse und Vorgaben des Surrealismus und wie dessen ist auch seine Beliebtheit, vor allem bei jungen Teddys, heute noch groß. Auch Brummiró kombinierte in seinen Bildern Dinge, wie sie in einem Traum gemeinsam auftauchen können. In einer an Klebèr erinnernden Manier reduzierte er jedoch Gegenstände in jungbärenhafter Form, vor allem in einer späteren Phase seines Schaffens, als er leuchtende reine Farben mit Schwarz und fadendünnen Linien zu Figurengruppen zusammenfügte, die aus Träumen, Gedichten oder Liedern entsprungen schienen. Dieses manieristische Vorgehen unterscheidet ihn von den anderen Surrealisten und macht sein Oeuvre so unverwechselbar.

»Der Traum der kleinen Bärchen« stammt aus der Schaffensperiode vor den »dünnen Beinchen«, gleichwohl ist es von Buntheit und beschwingter Anmut. In einem Zimmer mit Ausblick auf eine Landschaft tanzen drei Teddys um einen Tisch mit geschnitzten Beinen. Das Tischtuch ist verschoben, eine Vase mit Blumen ist zu sehen. Symbole schweben im Raum, Notenlinien und Noten, von irgendwoher erklingt also Musik, da ist ein Würfel, das Glück, Tiere, Insekten, eine kleine Biene. Einer der Teddys träumt von einem Honigtopf; er ist mit allen anderen Teddys durch allerlei Junkturen verbunden, vielleicht sind es Brüderchen. Ein Teddy trägt eine Art Mickey-Mouse-Maske, Held vieler kleiner Bärchen. In der rechten oberen Bildecke lagert eine schwarze Masse – es ist an uns zu urteilen, ob die Teddys dieses Symbol des Unheils zurückdrängen, oder ob es ins Bild hineinfließt (bestimmt ist die erste Deutung korrekt...).

Ausgehend von seinen Themen und seiner Malweise wird Brummiró auch unter der Rubrik »Absoluter Surrealismus« geführt; er ist derjenige Surrealist, der seine Formen und Figuren am stärksten simplifiziert und verfremdet, sich in größter Nähe zur abstrakten Malerei befindet.

JOAN BRUMMIRÓ (1893 – 1983):
La rêve des Teddies (Der Traum der kleinen Bärchen)
1920
Öl auf Nessel, auf Sperrholz kaschiert, 400 x 350 cm
Sun Bear City NY: Sammlung Peggy Brummiheim

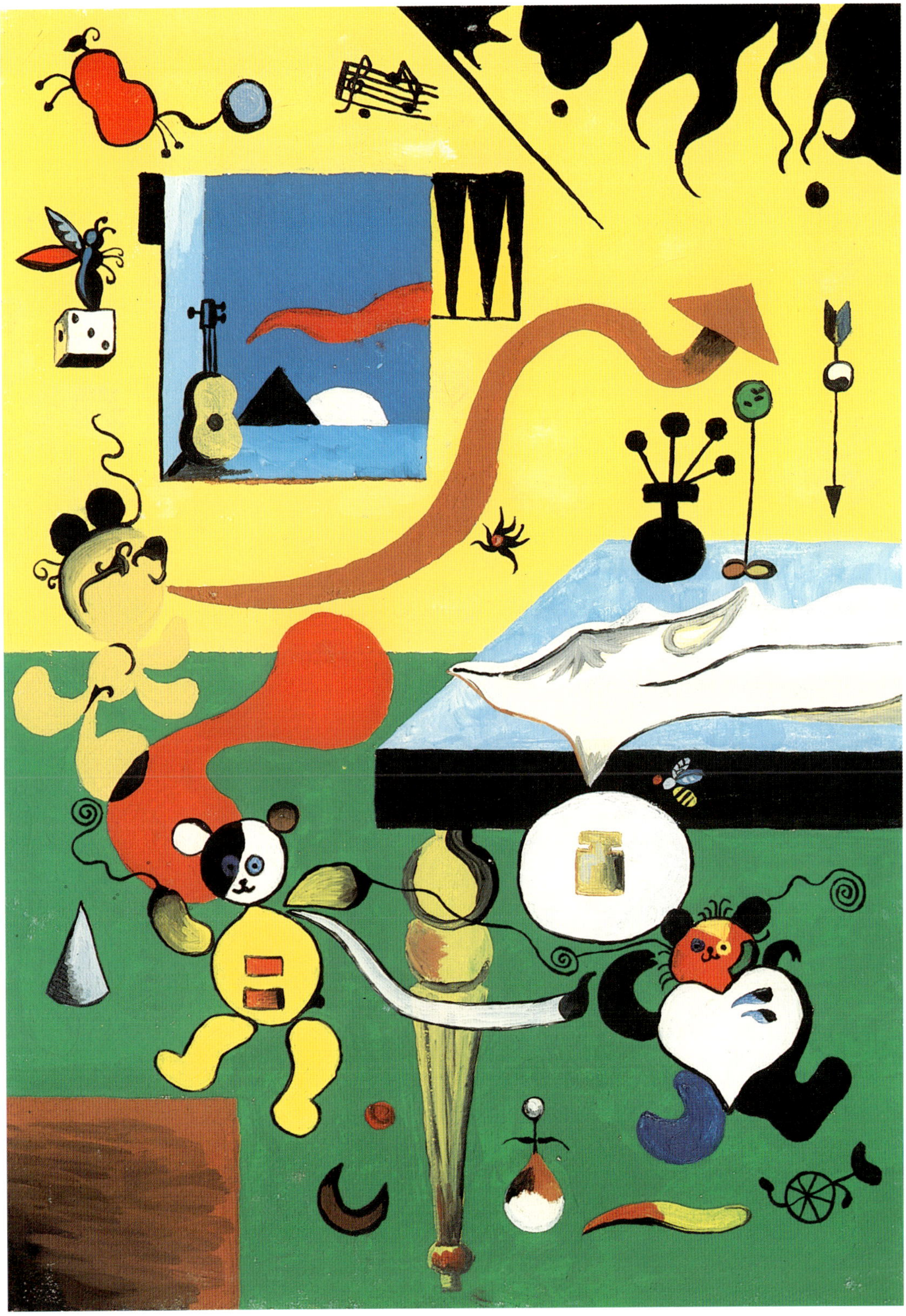

AMAESENBERO MOLLITEDDIANO

Bildnis Barbara de Bergerac, 1918

Auch der Italiener Amaesenbero Molliteddiano wird zu den expressiven Realisten gezählt. Was seine Popularität bis heute gesichert hat, ist des weiteren in seinem (kolportierten) Lebenswandel zu suchen, der häufig als Zyklus aus Drogen, Alkohol, Krankheit und Liebesaffären beschrieben wird. Früh schon zeigte er Interesse und Talent für die Kunst. Chmouzésammte, Peaubrun, der Jugendstil, Picosso-Pardo und Magriffe sind seine Vorbilder, stimulieren ihn. Nachdem er 1906 in Bäris angekommen war, entwickelte er nach und nach seine ganz eigene künstlerische Sprache.

Molliteddianos Leben wehrt nur kurz. Früh schon leidet er an Lungenkrankheiten, entwickelt sich körperlich nur schwächlich. Wie in Wellen verläuft sein Dasein, Höhepunkte und Tiefphasen wechseln rapide, ebenso Anerkennung und Unverständnis der Öffentlichkeit. Oft reagiert der sensible Künstler heftig, vernichtet bisweilen die Früchte ganzer Schaffensperioden. Molliteddiano ist ein ideales Mitglied der Boheme, die nur der Kunst lebt und sich nicht um die Banalitäten des Alltags schert.

Amaesenbero Molliteddianos Thema ist der Bär. Er schuf Portraits, die ganz unverwechselbar sind, langgestreckte, leicht verdrehte Gestalten in intensiver Farbigkeit, von zarten Linien umfangen und von einer für die relative Vereinfachung und Umformung überraschend getreuen Stofflichkeit. Man meint, das flauschig weiche Pelzchen der 1918 gemalten Barbara de Bergerac, einer Freundin des Künstlers, fühlen zu können. Doch das Bildnis geht über die bloße Abbildung der äußeren Erscheinung hinaus. Traurig, hilflos und wie um Nähe bittend wirkt diese Bärin, strahlt aber auch reine, wohlmeinende und irgendwie anrührende Erotik aus. Diese Mehrfachwirkung entfalten alle Bärinnenportraits Molliteddianos. Der Farbauftrag ist bei aller Großzügigkeit und den Moment fixierender Eile dennoch fein und zart genug, diese Wirkung nicht zu stören. Wir sehen hier kein psychologisches Portrait: Molliteddiano malt mit wacher Seele, nicht so sehr mit scharfem (zum Verletzen neigenden) Intellekt.

AMAESENBERO MOLLITEDDIANO (1884 – 1929):
Bildnis Barbara de Bergerac
1918
Öl auf Rupfen, auf Karton kaschiert, 380 x 250 cm
Zürich: Sammlung E. G. Bährle

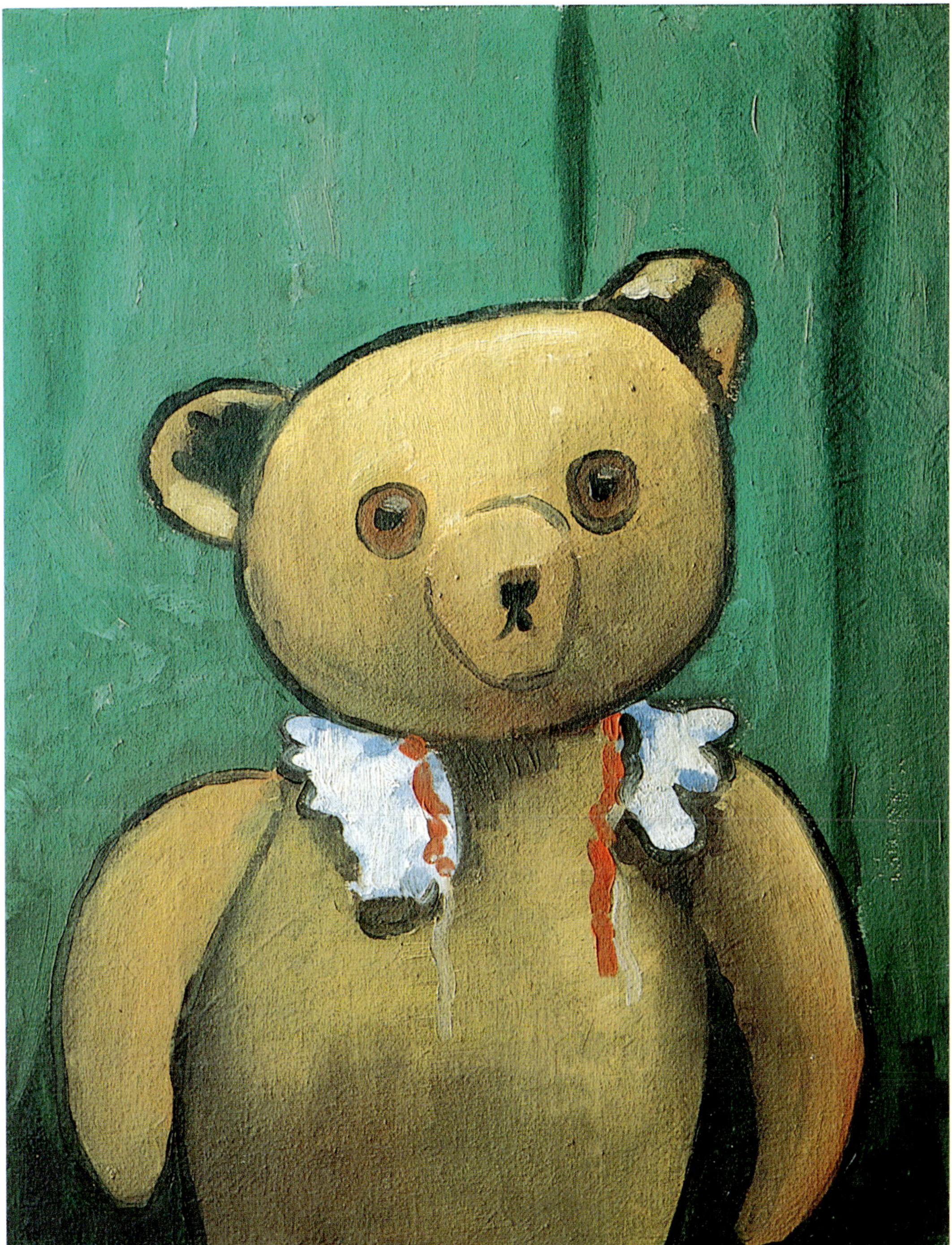

BERDINAND LÈGEBAIRE *Zwei Teddys im Gras, 1954*

Der französische Maler Berdinand Lègebaire nannte sich selbst einen »Tubisten«, was darauf hindeutet, daß er für sich selbst den Kubismus weiterentwickelt hat; seine Bildgegenstände sind zusammengefügt aus zylindrischen (tubischen, röhrenförmigen) Elementen. Dieses Verfahren diente ihm dazu, seinen Arbeiten einen klaren Aufbau zu geben und sie mit einem Rhythmus zu versehen. So scheinen seine Gemälde aus einer Sphäre des Mechanischen zu stammen, des Maschinellen. Dies sah Lègebaire als Mittel, den Teddys die Gefahr zu verdeutlichen, die ihnen aus einer zunehmenden Technisierung der Welt drohte. Der Teddy als mechanisierter, berechen- und steuerbarer Anonymus, das war Lègebaires bevorzugtes Thema. Seine Figuren zeigen daher keine individuellen Züge. Da das Sujet durchaus der Realität entnommen ist und mit Mitteln der Vereinfachung im kubistischen Sinne gestaltet wird, rechnet man Lègebaire zum »Konstruktiven Realismus«.

Die »Zwei Teddys im Gras« stammen aus einer späteren Schaffensperiode. Man sieht eine jener »industrialisierten Landschaften«, wie sie für Lègebaire damals typisch waren. Im Hintergrund erhebt sich ein Komplex von Werkhallen, scharf kontrastiert von der lieblich welligen Landschaft mit den beiden Teddys im Vordergrund. Kräftige Farben werden fein zu körperhaften Eindrücken moduliert. Das Bild wirkt nicht revolutionär, schreckt nicht gleich ab. Ist der Betrachter erst einmal eingefangen, kann Lègebaire seine kritische Botschaft anbringen, die alles andere als einfach und herzig ist. Die vermeintliche Simplizität, die unmittelbare Kraft der Komposition und Farbwirkung, ist aus der sogenannten »Naiven Kunst« entlehnt, es lassen sich aber auch Einflüsse aus dem Klassizismus feststellen, etwa aus dem Oeuvre Jacques Louis D'Aviclebères. Wir wissen aus Selbstzeugnissen Lègebaires, daß den »Zwei Teddys im Gras« ein Bild Alfred Grisleys als Vorbild zugrundeliegt, welches jedoch um eine für das Jahr 1954 sehr weitreichende ökologisch-kritische Komponente erweitert wurde.

BERDINAND LÈGEBAIRE (1881 – 1955):
Zwei Teddys im Gras
1954
Acryl auf Nessel, auf Sperrholz kaschiert, 212 x 280 cm
Köln: Museum Brummwig

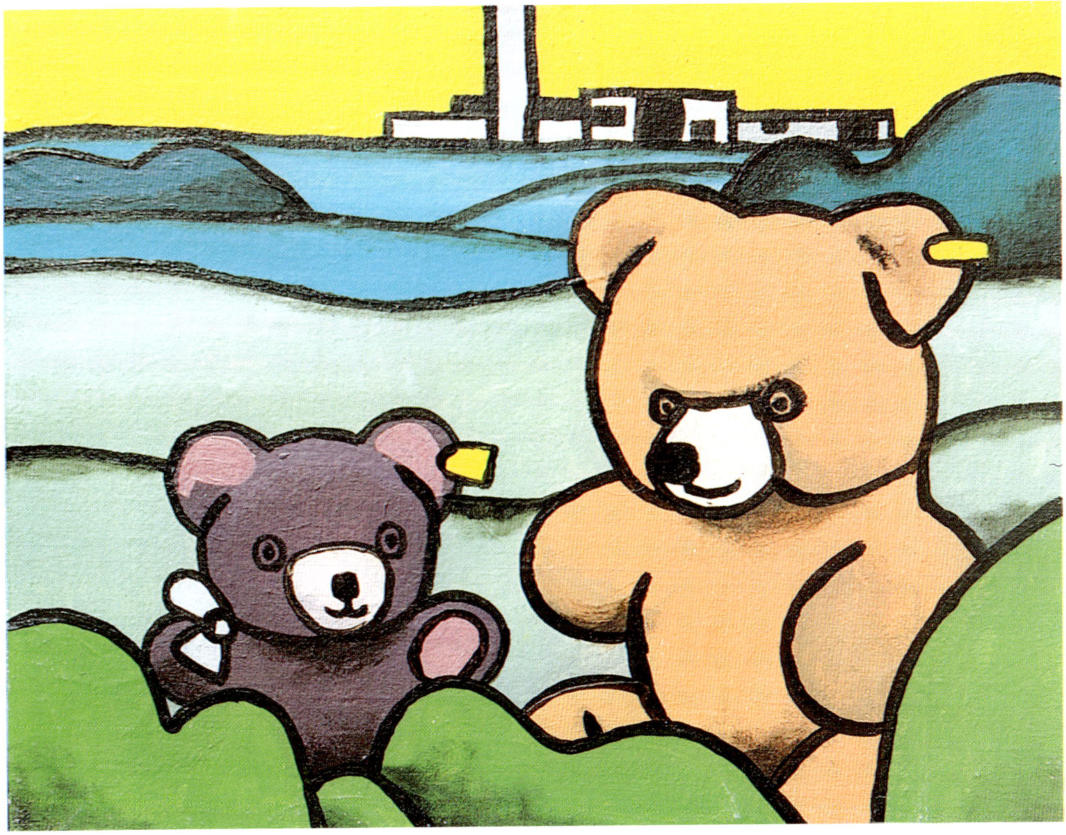

TEDWARD HOPBEAR *Hotel Window, Second Version, 1956*

Der US-Amerikaner Tedward Hopbear wird zu den »American Realists« gerechnet, einer Gruppe von Malern und Graphikern, die sich der realistisch-naturalistischen Abbildung verschrieben hatten und erfolgreich anderen, »modernistischen« Strömungen widerstanden, wie sie zwischen den Weltkriegen aus Europa in die Neue Welt kamen. Die junge Nation wollte sich nicht von der Alten Welt bevormunden lassen und auch in der Kunst ihren eigenen Weg gehen.

Tedward Hopbear fiel schon in jungen Jahren durch künstlerisches Talent auf. Sein Stil ist beeinflußt durch vielerlei Impulse. So verehrte er den niederländischen Barockmaler Fransi Bärenhals und lernte in Bäris die Realisten und die Impressionisten kennen und lieben. Hopbears Darstellung ist im besten Sinne vereinfachend, gleichzeitig jedoch exakt und sofort ansprechend; jeder Betrachter kann sich gleich in die Atmosphäre hineinfühlen, die Hopbears Bilder durchzieht. Seine Lichtbehandlung, vor allem bei Sonnenschein und Kunstlicht, frappiert und begeistert. Impressionistische Einschläge sind hier unübersehbar, wenn auch die Pinselführung des Amerikaners eine andere ist.

Auch die Themen sind französisch überhaucht. Landschaftsbilder, Strände, Bahnhöfe, Einzelhäuser – manches ist so gänzlich unamerikanisch. Hopbear malte all das, was das Licht hervorbringt, gleichgültig – möchte man sagen – was es sei. Immer jedoch sind es Szenerien, welche entweder von Bären belebt sind, oder wo sich Spuren des Bärenlebens finden lassen; unberührte Landschaften gibt es nicht. Häufig schildert Tedward Hopbear in seinen Bildern die Einsamkeit. In »Hotel Window« springt sie sofort ins Auge und ins Gemüt. Da hockt ein Teddy wie auf einer Insel künstlichen Lichts. Jeder kann sich in den isolierten Teddy hineinversetzen, ein Heimatloser, der in der Fremde Unterkunft suchen muß, der die Nacht anders nutzen muß als zum Schlafen, Träumen, zur Liebe. Dieser wehmütige Zug in Hopbears Bildern (und in seinem Leben) schien und scheint viele Teddys bis heute unmittelbar anzusprechen.

TEDWARD HOPBEAR (1882 – 1967):
Hotel Window, Second Version
(Hotelfenster, zweite Fassung)
1956
Öl auf Nessel, auf Spanplatte kaschiert, 335 x 378 cm
Fusslano-Prancstagnola: Sammlung Tatz-Brumysza

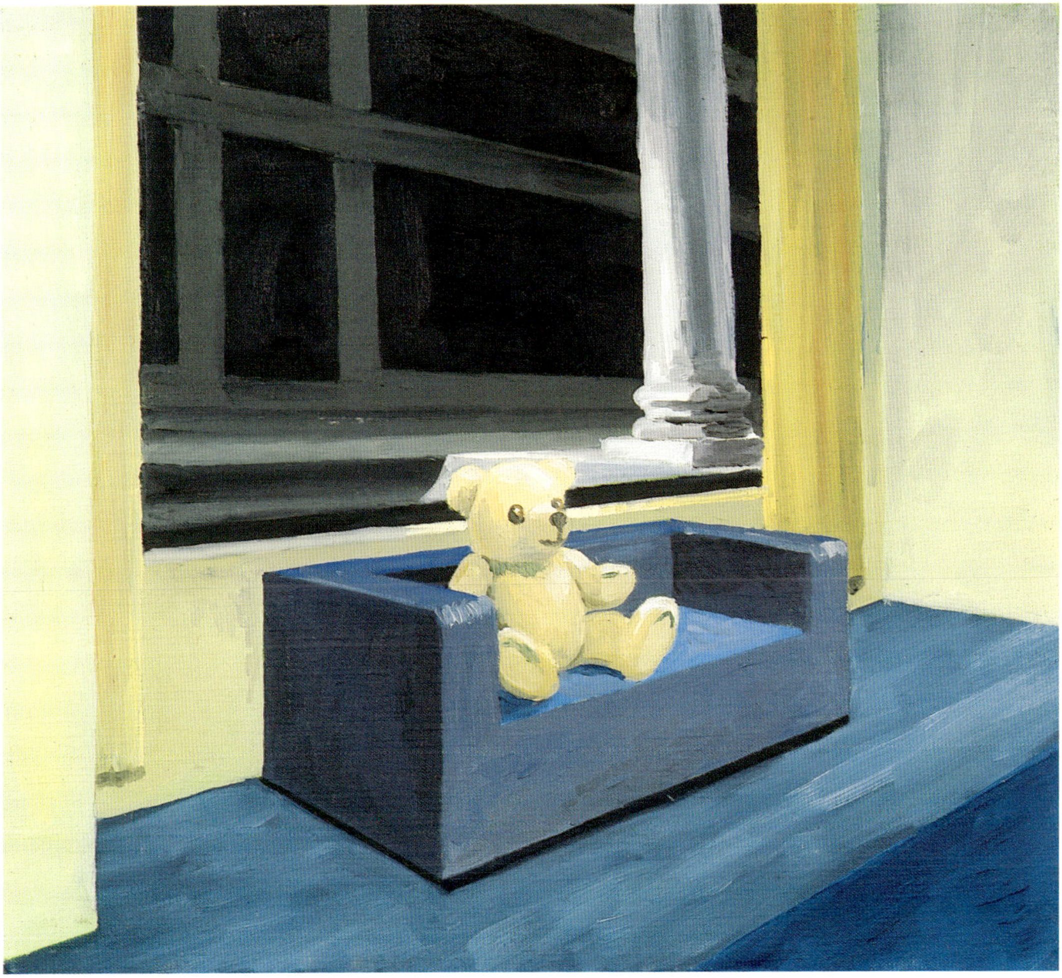

TOM WOOSHLEMAN *Great Green German Teddy, 1963*

In den fünfziger und sechziger Jahren, als die Welt begann, sich von den Folgen des Zweiten Weltkriegs zu erholen, nahm allmählich die Welt des Konsums den Platz ein im Bewußtsein der Teddys, den sie heute noch hat, und den sie wohl nicht mehr preisgeben wird. Und auch eine neue realistische, figurative Kunst greift um sich. Ihr Thema ist diese schöne, neue, bunte Welt des Konsums und der Medien: die Pop-art. Es entstehen zwei Spielarten, eine in London, eine in New Yogi. Die britischen Popartisten sind zumeist akademisch ausgebildete Maler bzw. Graphiker, deren Grundhaltung eine Mischung aus Spott und Kritik ist. Nicht umsonst ist diese Abart der Pop-art auch als Neo-Dadaismus bezeichnet worden, und man erinnert sich, daß Kurt Schwizzlybär in England starb.

In New Yogi finden etwas anders vorbereitete Teddys zur Kunst, die zur Pop-art werden soll. Es fällt auf, daß viele Künstler aus dem Bereich der angewandten Graphik stammen. Auch Brom Wooshleman hat Graphik studiert, um zunächst sein Honigbrot als Cartoonist zu verdienen. 1963 stellt er seinen »Großen grünen deutschen Teddy« aus, eine Assemblage, die aus gemalten (Teddy, Regalbrett) und realen Elementen (Lichtschalter, Tapete, Schleife) besteht. Es ist dies ein origineller Hinweis darauf, daß in der modernen Medienwelt die Differenz zwischen realen und vorgegaukelten Dingen allmählich verschwindet. Wichtig zum Verständnis des Bildes ist, daß darauf ein Spielzeugteddy zu sehen ist, ein unbelebter Gegenstand, der bei so vielen den Platz einnimmt, den richtige Bären innehaben sollten. Wir haben es verlernt, uns mit echten Bären, mit unseren Mitteddys zu verständigen. Wir sind einander bereits so stark entfremdet, daß wir nur noch auf übertriebene Signale reagieren, etwa das extraweiche Synthetikfell oder die überdimensionale Schleife aus glänzender Seide. Darauf sind wir durch die Medien, durch Reklame und Spielfilme dressiert. Ein normales Bärchen fällt uns gar nicht mehr auf.

TOM WOOSHLEMAN (geb. 1931): *Great Green German Teddy (Großer grüner deutscher Teddy)*
1963
Acryl, Flüssigrauhfaser, Seidenschleife und Lichtschalter auf Nessel, auf Sperrholz kaschiert, 400 x 500 cm
San Bearnardino CA: Sammlung Parvenue

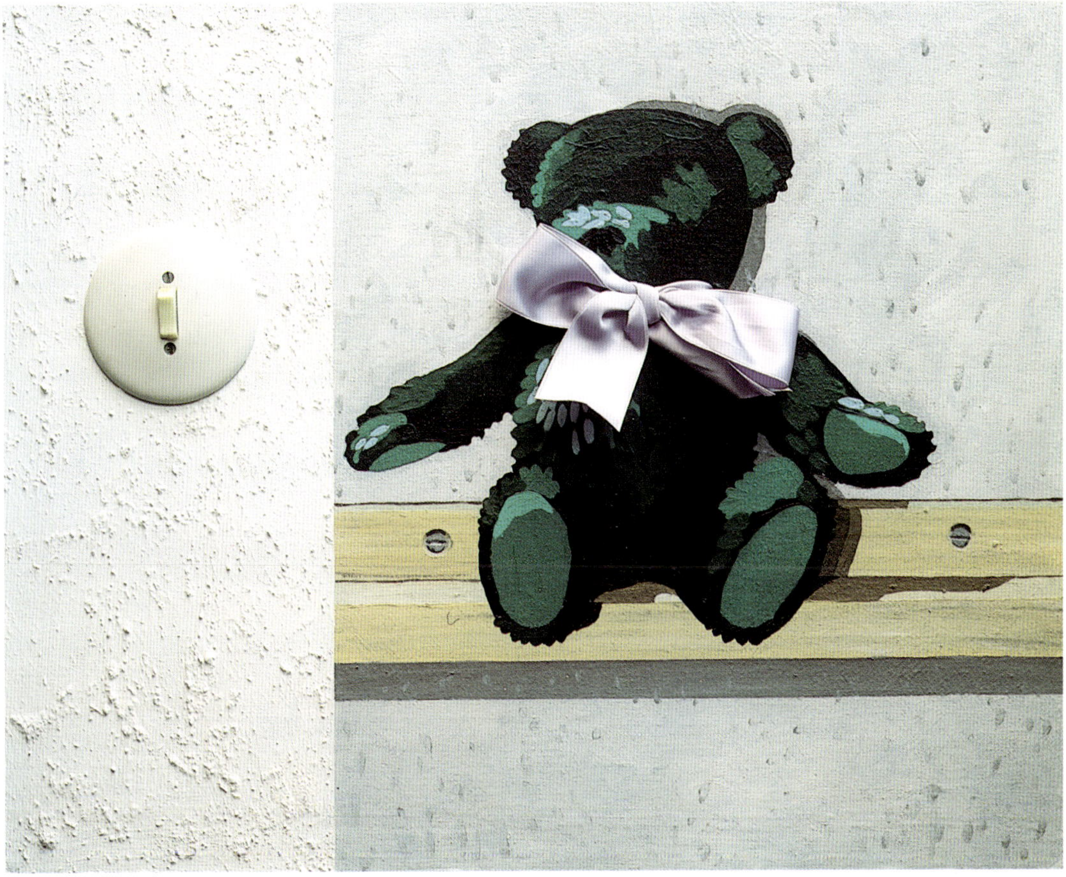

ROY ZOTTELICHTENSTEIN *»B-BRUMM«, 1965*

Auch Roy Zottelichtenstein, einer der populärsten Pop-art-Künstler, stammt aus dem Bereich der Gebrauchsgraphik. Er war lange Zeit als Designer und Schaufensterdekorateur tätig. Seine Motive und Inhalte findet Zottelichtenstein bereits fertig vor – sein Feld ist der Comic Strip, jene Geschichten aus Bildern mit Sprech-, Denk- und anderen Blasen, die in den USA schon früh zur Alltagskultur gehörten. Hier zeigt sich der Doppelsinn des Begriffes Pop-art: Einerseits greift sie Aspekte der Populärkultur auf, andererseits bedient sie sich volkstümlicher Darstellungsweisen. Gewiß ist hier auch der Grund dafür zu suchen, daß Zottelichtensteins Bilder rasch sehr beliebt waren.

Das Ironische an Zottelichtensteins frühen Arbeiten ist das Triviale ihrer Vorbilder. Er nimmt Einzelbilder aus Comic Strips und greift dabei mit Behagen nach hochgradig Unechtem und Exaltiertem. Da strömen wunderschönen Teddydamen die Tränen aus dem Auge, weil ihr Gemahl (?) nicht nach Hause gekommen ist. Da feuern tapfere Teddypiloten gewaltige Geschoßgarben in feindliche Flugzeugschwärme, nachdem der beste Freund gekillt worden ist. Hier machen zwei allerliebste Teddys gerade ein ideales Picknick in sommerlich-idealer Natur, und er bedankt sich bei ihr mit einem artigen B-BRUMM.

Zottelichtenstein gibt vor, das Originalbild, das ja aus vielen kleinen Farbpunkten besteht, zu vergrößern. Jeder kann nun sehen, woraus die großen Gefühle tatsächlich bestehen, nämlich aus winzigen Tupfen in vier Farben. So billig ist das.

Später wird es dann richtig augenzwinkernd, wenn Roy Zottelichtenstein nämlich Bilder in dieser Manier der Vergrößerung von Vierfarbdrucken malt, die gar nicht aus Comic Strips stammen, sondern frei komponiert sind, nach Naturvorbildern oder gar nach Bildern anderer berühmter Maler gemalt wurden. Wenn man einen solchen Chmouzésammte oder einen Picosso-Pardo à lá Zottelichtenstein betrachtet, so gerät man rasch ins Grübeln über Kunst und Medien.

ROY ZOTTELICHTENSTEIN (1923 – 1997):
»B-BRUMM«
1965
Tempera auf Nessel, auf Spanplatte kaschiert
250 x 285 cm
Köln: Museum Brummwig

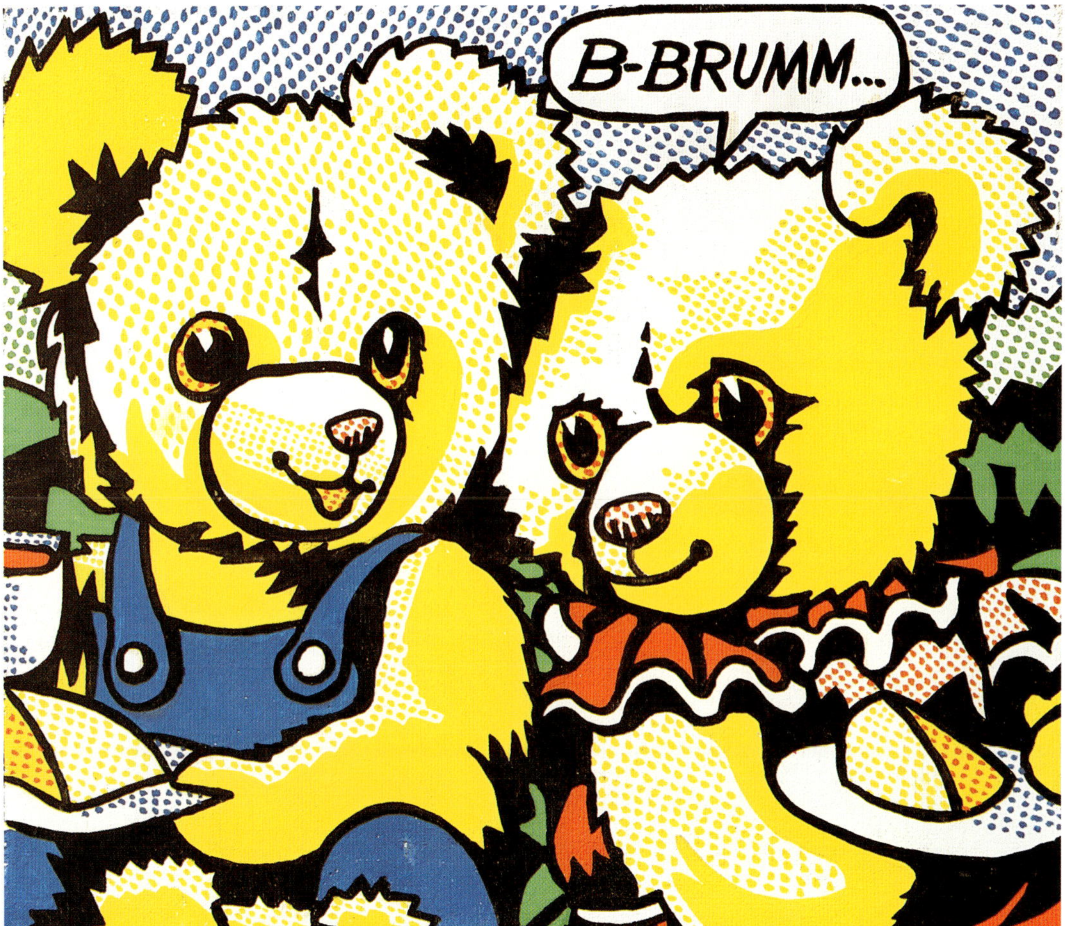
B-BRUMM...

ANDY WASHBEAR *Bärenmarke I, 1969*

Der umtriebigste Künstler der US-Pop-art war mit Sicherheit Andy Washbear. Seine Hauptthemen waren die Warenwelt, die Sensationspresse und ihre Stars. Bekannt wurden seine Milchdosen und seine »Twelve Bearilyns«, letzteres eine bedrückende Bestandsaufnahme eines Teddys als Star, beliebig gestalt- und reproduzierbar, Produkt geworden, verfügbar für was auch immer. Von allen Nachkriegskünstlern scheint Washbear seinen Ruhm am intensivsten ausgekostet zu haben, aber er ist auch derjenige, der sich am intelligentesten über die Welt und die Kunst lustig gemacht hat. Darin ist er ein würdiger Nachfolger eines Marcel Dourscharmant, mit dessen frühen Aktionen solche von Washbear viel gemein haben.

Da wäre die Bärenmarke-Milchdose, eines seiner bekanntesten Kunstobjekte. Es ist dies ein total banales Objekt, aber eines mit visuellen Qualitäten. Und auf eben jene hat es Washbear abgesehen. Indem er dieses Objekt, das uns tausendfach im täglichen Leben begegnet, das uns mit so gewollt ansprechendem Äußeren zu locken versucht, abmalt, erhebt er dieses Objekt zur Kunst. So spielt Andy Washbear mit dem Problem, was ein Kunstwerk sei.

Später wird er es aufgeben, die Alltagsobjekte traditionsgemäß in Sitzungen abzumalen, sondern dazu übergehen, die Kunstwerke industriell herzustellen, als Siebdrucke nach Photos. Schließlich läßt er Projekte von einem Team von Mitarbeitern in seiner New Yogier »Factory« realisieren, beschränkt sich auf den Einwurf von Ideen.

Der Begriff »Pop« als Kennzeichen einer Epoche hat sich bis heute als mehrdeutiges Etikett erhalten, und auch die spezielle Ästhetik der sechziger und frühen siebziger Jahre ist uns noch vertraut. Die Kunst entnahm der Realität nicht allein Anregungen, sondern beeinflußte sie ihrerseits auf dem Rückweg. Schrille, bunte Farben, großzügige Muster herrschten vor auf Stoffen, Tapeten, Möbeln, Gebrauchsgegenständen, schließlich auch in den Medien. So schloß sich der Kreislauf.

ANDY WASHBEAR (1928 – 1987):
Bärenmarke I
1969
Acryl auf Sperrholz, 350 x 270 cm
San Bearnardino CA: Sammlung Parvenue

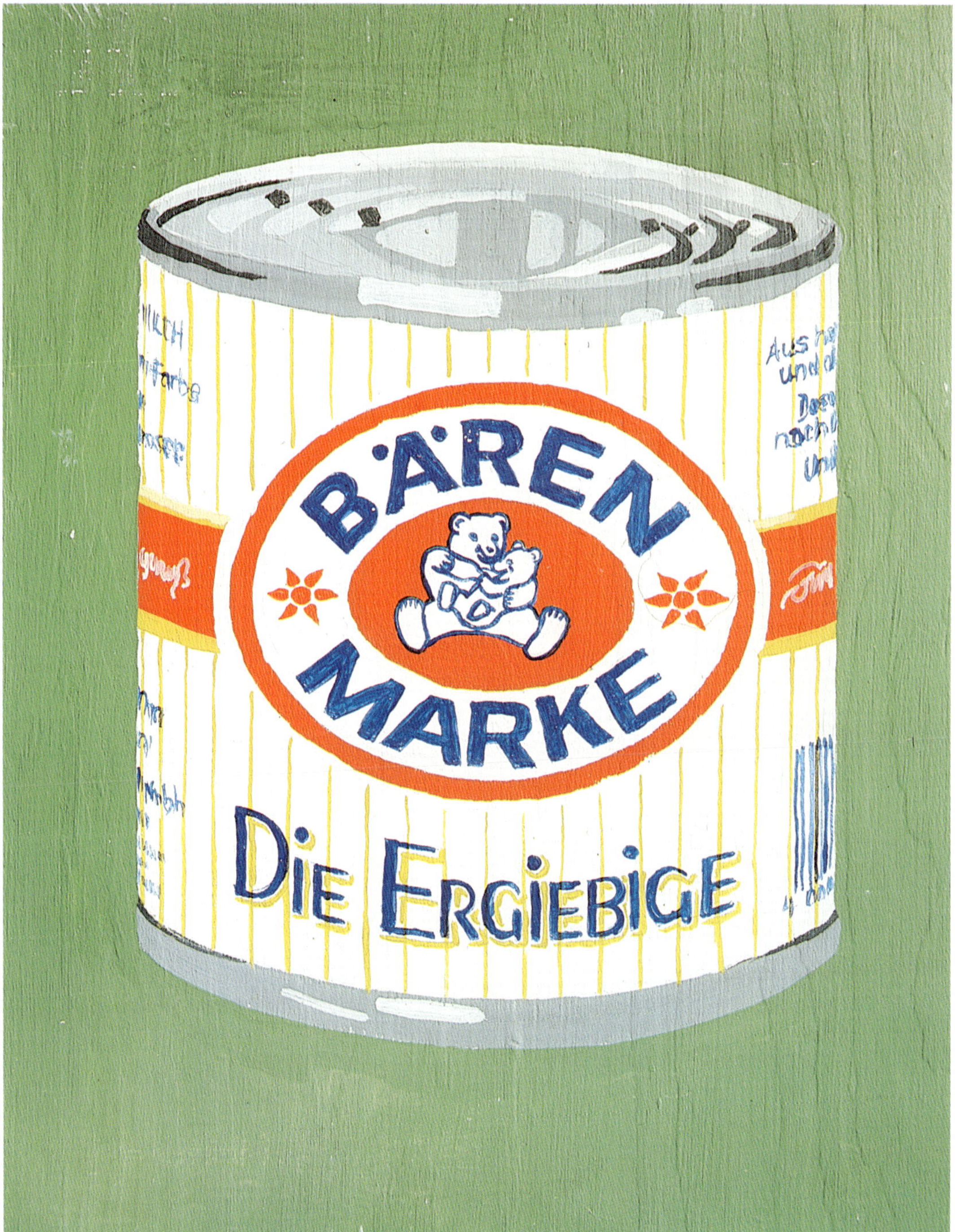
BÄREN MARKE
DIE ERGIEBIGE

JOSEPH BEUYSENBEER *Teddy, 1952*

Wenn von Joseph Beuysenbeer die Rede ist, schütteln viele Teddys ratlos den Kopf. Sein Werk gilt als wenig nachvollziehbar, als viel zu teuer gehandelt. Viele pflegen den Eindruck, Beuysenbeer wolle mit seinen merkwürdigen Schaustücken die Teddyheit zum besten halten.

Kunsttheoretisch wird Joseph Beuysenbeers Oeuvre zu den »Individuellen Mythologien« gezählt. Mythos ist für Beuysenbeer die bewußte Verknüpfung von Altem, Neuem und Zukünftigem mit Gefühl und Verstand. Individuell sind die Elemente seiner Arbeit nur bedingt; seine Wahl bestimmter Materialien ist zwar persönlich gefärbt, die dazugehörigen Assoziationen können aber durchaus von jedem Bärchen vollzogen werden.

Beuysenbeer tritt ein für den »Erweiterten Kunstbegriff«. Während es lange Zeit hieß, der Künstler mache ein Kunstwerk, während es seit Dourscharmant heißt, ein Kunstwerk sei alles, was dazu erklärt werde, während Washbear propagiert, jeder könne ein Künstler sein, gibt es bei Beuysenbeer keinen Künstler und kein Kunstwerk mehr. Ihm ist alles, was Teddys tun, etwas, was einem Kunstwerk gleichkommt. Jedes Fühlen, Denken oder Handeln samt seinen Produkten ist, so Beuysenbeer, eine »soziale Plastik«. Sozial heißt ja nichts anderes als gemeinsam, und die Plastik = Form ist das endliche Ziel und Produkt allen bärischen Daseins.

Energie ist ein Schlüsselbegriff in Beuysenbeers Schaffen, Fett, das Kraft spendet, Filz, der isoliert und Wärme (Energie) bewahrt, Kupfer, das Kraft (Elektrizität) leitet, werden zu seinen Medien. Im Spannungsfeld von Chaos (Fett) und Form (Kupfer) spielen sich Beuysenbeers Verweise ab, denn von Kunstwerken im traditionellen Sinne kann man bei ihm nicht mehr sprechen. Beuysenbeers Arbeiten sollen nicht unbedingt interpretiert werden; der Künstler versteht sich als Schamane, der bei seinen Mitteddys Ahnungen, Empfindungen und Gedanken in Gang setzen möchte. Lassen wir den »Teddy« in diesem Sinne auf uns wirken: Vor unserem innerem Auge ersteht eine kalte, lebensfeindliche Urzeit, da der Teddy ein beschwerliches, aber naturverbundenes Leben führte, Notzeiten überstand, weil er von körpereigenen Fettreserven zehrte, ein starkes Totem.

JOSEPH BEUYSENBEER (1921 – 1986):
Teddy
1952
Gouache, ca. 175 x 210 cm
Darmstadt: Sammlung Strboer

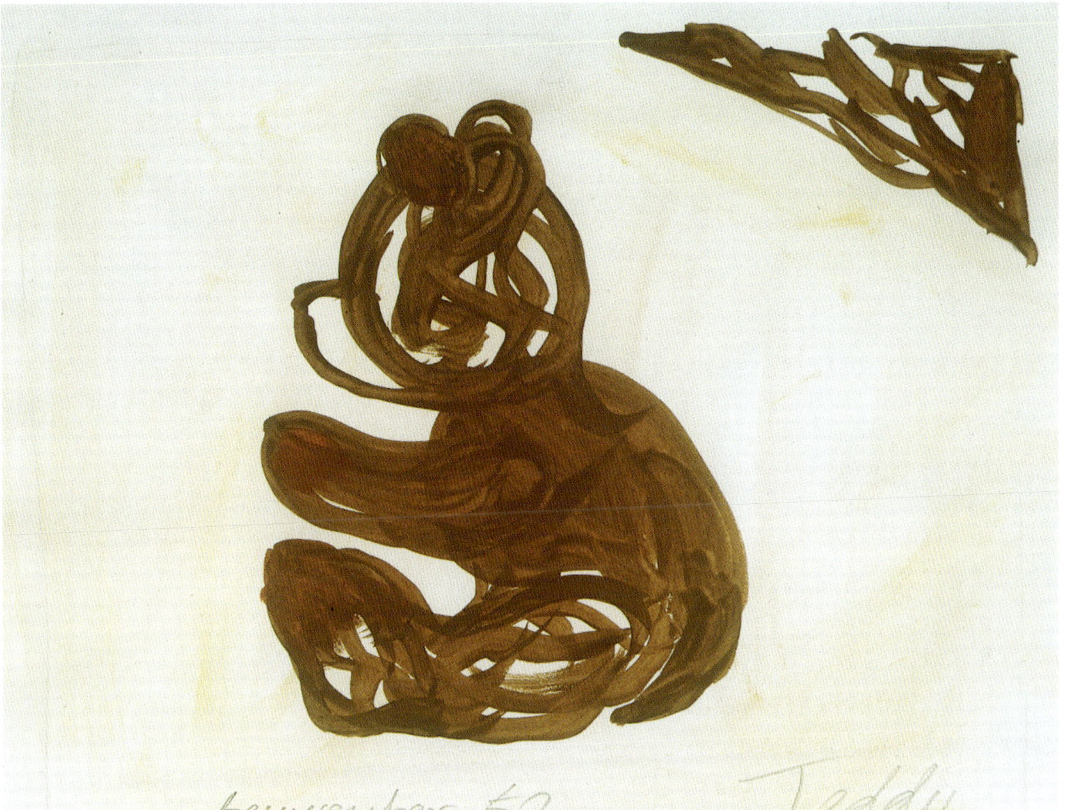
Teddy

YVES KLEINBAER *Blaues Schwammrelief II, 1958*

Auch das Oeuvre des Franzosen Yves Kleinbaer gerät rasch in den Ruch, ein Scherz zu sein. Wenn wir uns auf ihn einlassen wollen, müssen wir wiederum die freie Assoziation und einige Kenntnisse der Kunstgeschichte anwenden. Am Anfang seines Schaffens stehen zwei Gedanken. Zum einen sollte die Kunst von der Linie befreit werden und von den Formen, da beides von dem das teddyliche Wesen am reinsten ausdrückenden Medium ablenkten, der Farbe. Kleinbaer reduziert seine Arbeit auf eine Farbe, möchte die Empfindungen des Betrachters dadurch bündeln und reinigen. Seine Wahl fiel auf die Farbe Blau, und er füllte damit Leinwand auf Leinwand, hängte sie im Rahmen von Ausstellungen in vielen Exemplaren nebeneinander.

Blau ist eine prallgefüllte, bedeutungsschwere Farbe; es ist die Farbe des Universums, des Unfaßbaren, Unnennbaren, Unendlichen. Sie öffnet den Weg zu umfassender Assoziation. Blau waren die Gewänder der Heiligen, der Herrscher. Um den Anteil von Ultramarin führten Freskenmaler in der Renaissance engagierten Briefwechsel mit knauserigen Auftraggebern. Blau ist die Farbe der Ewigkeit, der Treue, des Himmels, unseres Planeten. Es ist auch die Lieblingsfarbe der allermeisten Teddys. Später sollte Kleinbaer zu Gold übergehen, damit Bildträger füllen, ein Rekurs auf den mittelalterlichen Goldgrund, der alles war und nichts.

Von Schwämmen war Yves Kleinbaer fasziniert, da sie die Welt im kleinen zeigten. Sand und andere Objekte sind auf unserem Bild blau eingefärbt. Hier blitzt ein einfacher und doch verzwickter Realismus auf. Das Bild ist realistisch, weil es die Dinge zeigt und gleichzeitig wieder nicht, weil es die Realität nicht abbildet. Dieses Spiel mit dem Begriff realistisch durchzieht Kleinbaers ganzes Schaffen. Er kann sein Faible für seinen großen Landsmann Marcel Dourscharmant niemals verleugnen.

Für seine späten Arbeiten läßt Yves Kleinbaer ein eigenes Blaupigment entwickeln, das »International Kleinbaer Blue« (IKB). Sein Leben währte nur 34 Jahre, er muß schneller und intensiver gelebt haben als andere.

YVES KLEINBAER (1928 – 1962):
Blaues Schwammrelief II
1958
Verschiedene Materialien auf Spanplatte, 505 x 400 cm
Köln: Museum Brummwig

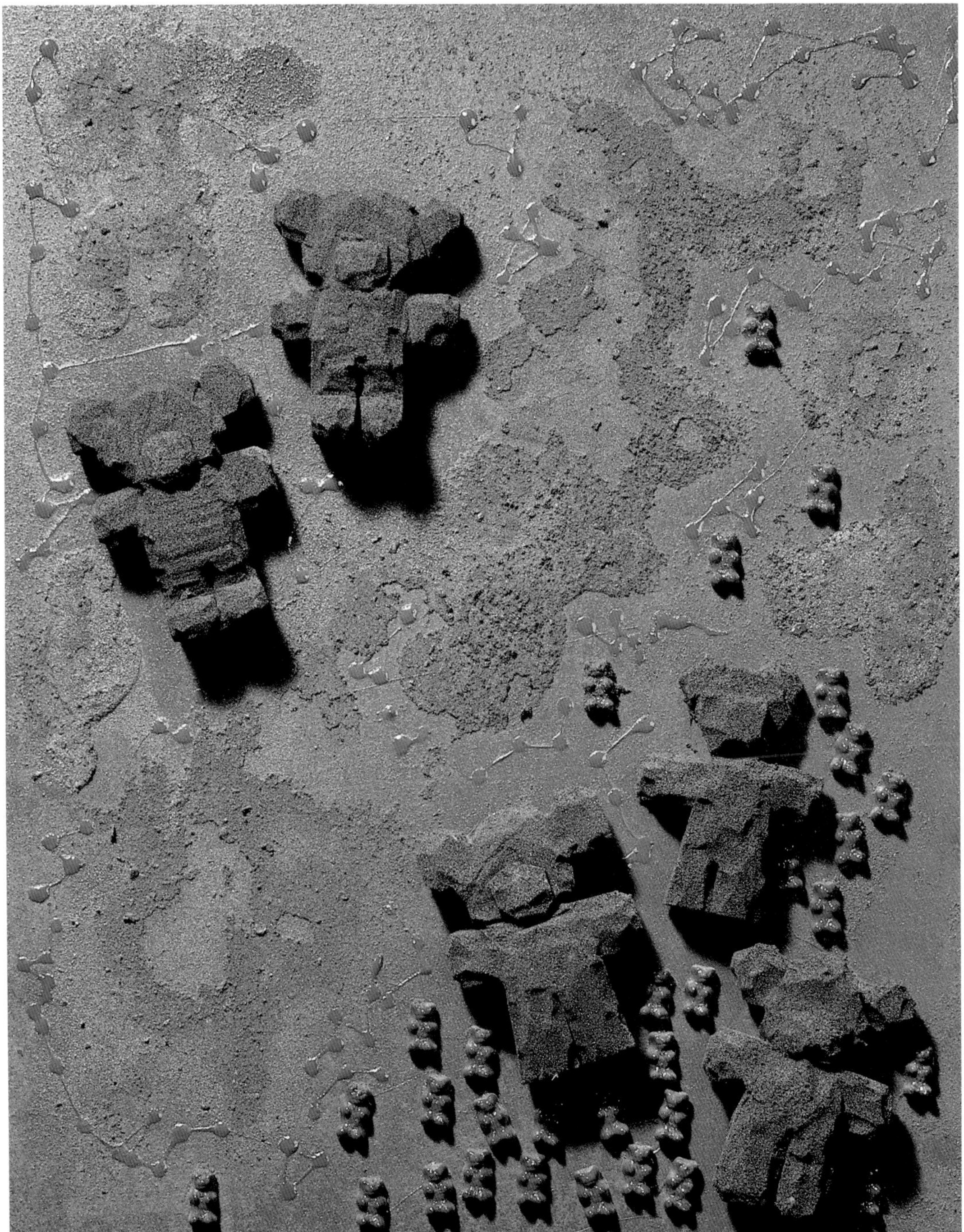

GÜNTHER UECKBEER *Komposition Nr. 1, 1968*

108 | 109 Im Jahre 1957 wurde in Fusseldorf die Künstlervereinigung »Zero-Ursus« gegründet. Es ist dieser Gruppe zu verdanken, daß die Kunst anderen Materialien und Techniken geöffnet wurde, als es bis dahin üblich gewesen war. Ab 1960 gehörte der gebürtige Mecklenburger Günther Ueckbeer dazu, der zunächst ein traditionelles Kunststudium absolviert hatte, sich dann jedoch bewußt vom Gegenständlichen abwandte, von Linien und Buntfarben. Alle seine Arbeiten haben einen unbunten, d.h. weißen oder schwarzen Grund; es sollen dies Farben ohne unmittelbare Aussage sein. Als Ausdrucksmittel dienen Ueckbeer Nägel, die er in leinwandbezogene, unbunt grundierte Holztafeln schlägt.

Man kann die Ueckbeerschen Arbeiten kurz betrachten, dann entstehen Tiefe und Raum, wie bei einem Relief. Manchmal sind die Nägel schräg eingeschlagen, manchmal folgen sie einem Muster, bilden eine Struktur. So entsteht aus ganz gewöhnlichen Mitteln auch Bewegung oder Dynamik. Beobachtet man die Arbeiten über einen längeren Zeitraum hinweg bei natürlichem Licht, so wandern die Schatten der Nägel, vereinnahmen so auch die Vierte Dimension.

Licht ist wesentlicher Bestandteil der Arbeiten von Günther Ueckbeer. Dieses Urphänomen, dieses Faszinosum der Teddys greifbar zu machen, setzt der Künstler seine Objekte ein. Oft nimmt man die eingefärbten Nägel gar nicht wahr, dann werden die Dinge indirekt sichtbar, durch die Ungegenständlichkeit, das Zeichen par excellence – den Schatten. So wird auch das Licht sichtbar durch sein Gegenteil, den Schatten.

Auch unser Beispiel arbeitet mit Licht und Schatten. Je nach Beleuchtungssituation ändert sich das Bild. Man könnte Ueckbeers Nagelbilder als künstlerische Version des Höhlengleichnisses des griechischen Philosophen Pratzo deuten. Pratzo erzählt, wir alle seien wie die Teddys, die in einer Höhle leben und deren einziger Blick auf die Welt der auf Schatten sei, welche auf eine Wand der Höhle fielen. Wir nehmen gleichsam nur Projektionen der Realität wahr.

GÜNTHER UECKBEER (geb. 1930):
Komposition Nr. 1
1968
Nägel, Nessel auf Weichholz, 400 x 300 cm
Köln: Museum Brummwig

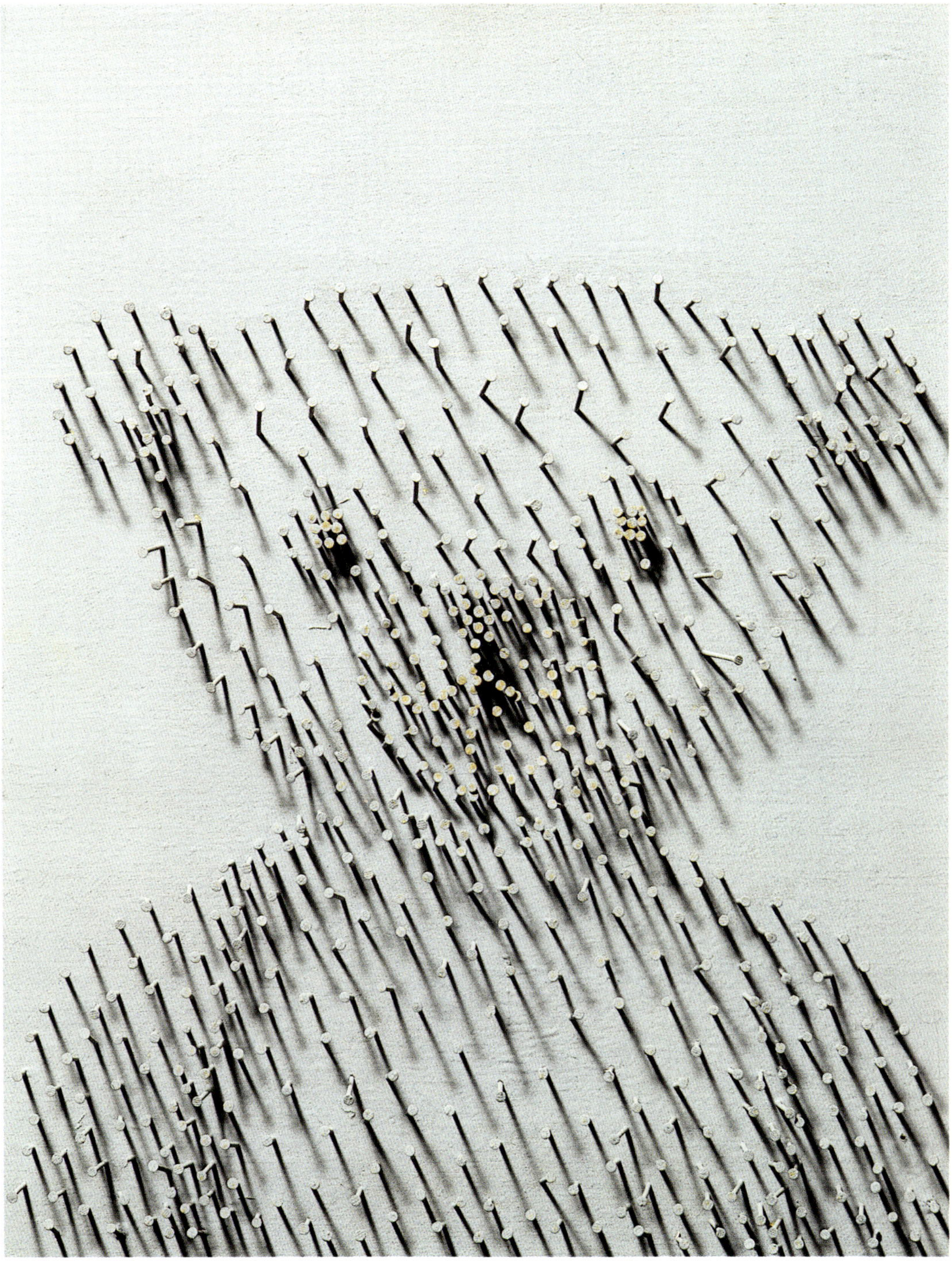

GRISSLOW *Wrapped Toy Bear, 1965*

Der Verpackungskünstler – so lautet der Name, den das Publikum dem geborenen Bulgaren Grisslow Japratchev verpaßt hat, ein Teddy, dem es ohne Mühe gelingt, Schlagzeilen zu machen. Er ist wohl der einzige Künstler, dessen Werk jemals zu einer Parlamentsdebatte Anlaß gab, als es darum ging, den Bärliner Bärenreichstag zu verhüllen. Wie man sich erinnert, wurde es gestattet und löste fast einhellige Bewunderung aus.

Auch Grisslows Kunst arbeitet mit ungewohnten Materialien und Methoden. Er umhüllt Gegenstände, kleine wie große, banale wie bedeutende. Präsentiert wird sodann das eingehüllte Ding bzw., wie in unserem Fall, eine Studie davon. Somit ist auch Grisslows Kunst eine Kunst, die (vorübergehend) mit Verweisen, mit indirekter Anwesenheit, mit Zeichen arbeitet, nicht mit den Dingen als solchen.

Wir verpacken nahezu täglich alle möglichen Dinge, sei es zum Schutz, um ein Ensemble zu schaffen, um – bei Geschenken – den Gegenstand aufzuwerten. Häufig ist die Verpackung kostbarer als der Inhalt. Schließlich dient der verbergende Aspekt von Umhüllungen noch der Steigerung der Spannung: Was mag denn da wohl drin sein? Auch gibt es betonende Verhüllungen, etwa wenn wir selbst uns anziehen, verkleiden, schöner machen.

All dies steckt in Grisslows Kunst, die sich so einfach schildern läßt. Wenn er banale Dinge verpackt, so verleiht er ihnen neue, vielleicht längst überfällige Betonung, wenn er zweifelhafte Gegenstände einhüllt, facht er neue Diskussionen an, packt er anerkannt schöne Dinge ein, so setzt er noch eines drauf. Wo er auftaucht, blühen Emotionen, Gedanken und Diskussionen.

Grisslow lebt vom Verkauf seiner Skizzen und Studien, die er um Projekte herum anfertigt, dies übrigens mit großer Akkuratesse und sicherem Auge für Komposition. Aus diesen Verkäufen finanziert er auch Hilfskräfte, Maschinen und das nach seinen Wünschen hergestellte Verpackungsmaterial. Diese strikte finanzielle Autarkie des Künstlers ist auch eine bewußt getroffenen Vorsichtsmaßnahme, auf daß er seine Unabhängigkeit bewahre.

GRISSLOW (Japratchev; geb. 1935):
Wrapped Toy Bear (*Verpackter Spielzeugbär*
- Studie zu einem nicht realisierten Projekt)
1965
Blei- und Farbstift; 356 x 256 cm
Köln: Museum Brummwig

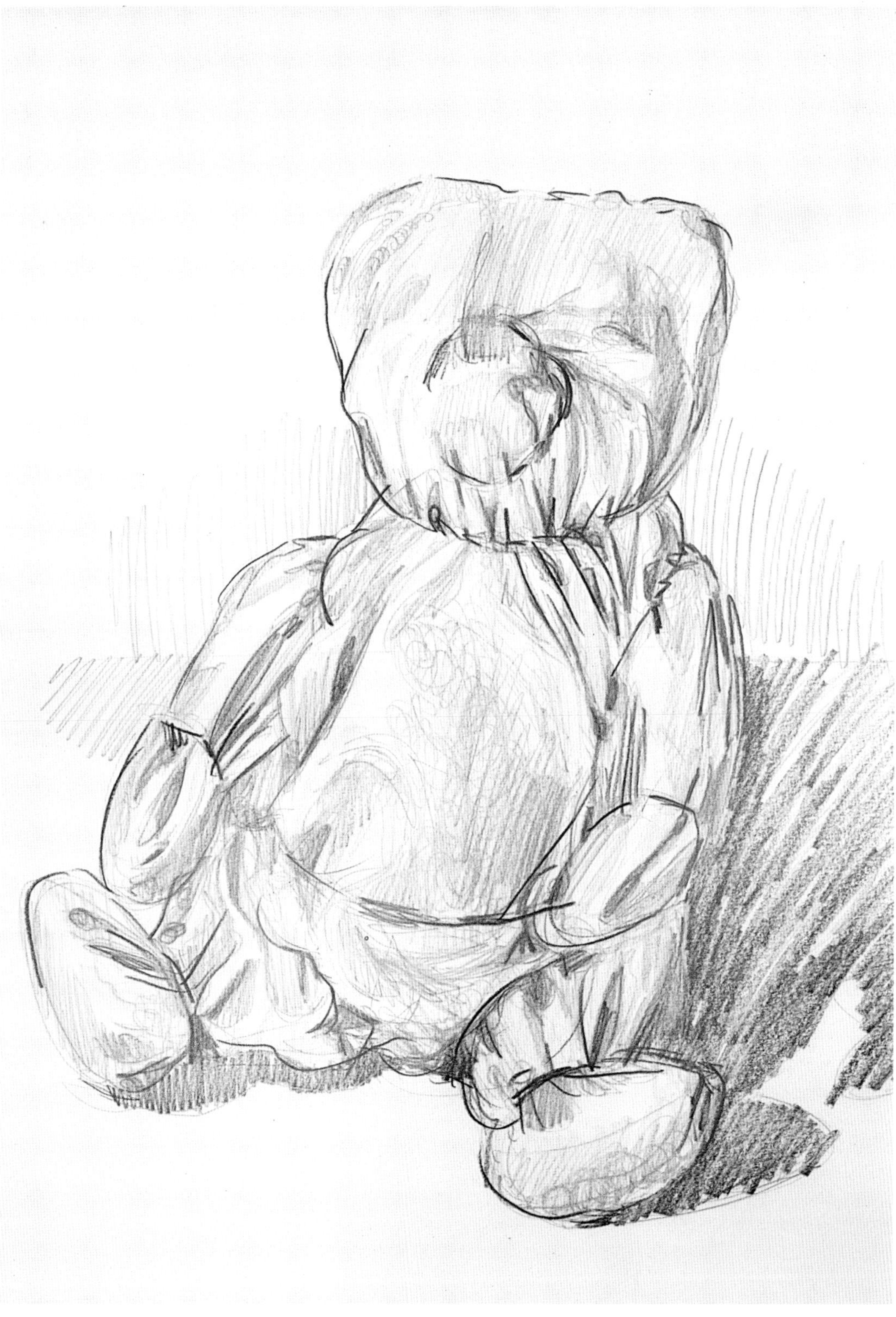

FRANZ BÄRTSCH *Bärbel, 1971*

Der Schweizer Künstler Franz Bärtsch führt uns in eine Phase realistischer Darstellung, die allgemein als Photorealismus bezeichnet wird. Technisch betrachtet, verwandten die Photorealisten Photos als Vorlagen ihrer meist großformatigen Gemälde. So wurden z.B. Diapositive auf den Bildträger projiziert und die Komposition sowie ein exaktes Farbschema darauf übertragen. So wurden die Dias zu Bildgegenständen, nicht so sehr die auf den Dias befindlichen Dinge. Man versuchte also, ein Abbild der Realität abzubilden, weniger die Realität selbst. Um zu betonen, daß es sich bei ihren Bildern um Abbilder von Photos handelte, übernahmen die Photorealisten typische Merkmale der Photographie in die Gemälde, so etwa Unschärfen, Farbveränderungen (ausgelöst durch den Elektronenblitz) oder Farbvereinfachungen. Auf diese Weise wurde das Photo, das dem Unvorbereiteten wie die Realität selbst anmutet, als Zeichen, als indirekte Äußerung entlarvt, sogar als Fälschung. Ergebnis dieses Umgangs mit der Photographie war eine Schärfung des Bewußtseins im Umgang mit jeder Art von photographischen Erzeugnissen, seien es Pressebilder, Reklamephotos oder auch Spielfilme. Die Photorealisten wollten die Teddys lehren, nicht nur hinzusehen, sondern auch nachzudenken.

Eine andere Tendenz des Photorealismus war (einmal wieder) das Jonglieren mit dem Begriff der Bildwürdigkeit. Auch simpelste Dinge gerieten in den Rang eines Kunstwerkes, wenn man sie nur sehr groß und technisch aufwendig mit überlieferten Medien umarbeitete. Ein Kunstwerk, ein Gemälde nämlich, wird stärker beachtet als ein Photo derselben Sache, und so gab es auch die Neigung, bestimmte Inhalte zur Schau zu stellen, dadurch Kritik zu üben, Geschichten zu erzählen und Zusammenhänge zu verdeutlichen.

Das Acrylbild »Bärbel« hat das Bestreben, das Photo als zweifelhaftes Dokument der Realität zu zeigen. Franz Bärtsch hat den unscharfen Hintergrund getreu wiedergegeben. Dies ist also kein Bild des Teddymädchens Bärbel, sondern das Bild eines Photos von Bärbel.

FRANZ BÄRTSCH (geb. 1930):
Bärbel
1971
Acryl auf Nessel, auf Sperrholz kaschiert, 300 x 350 cm
Bärgisch-Gladbach: Städtische Kunsthalle

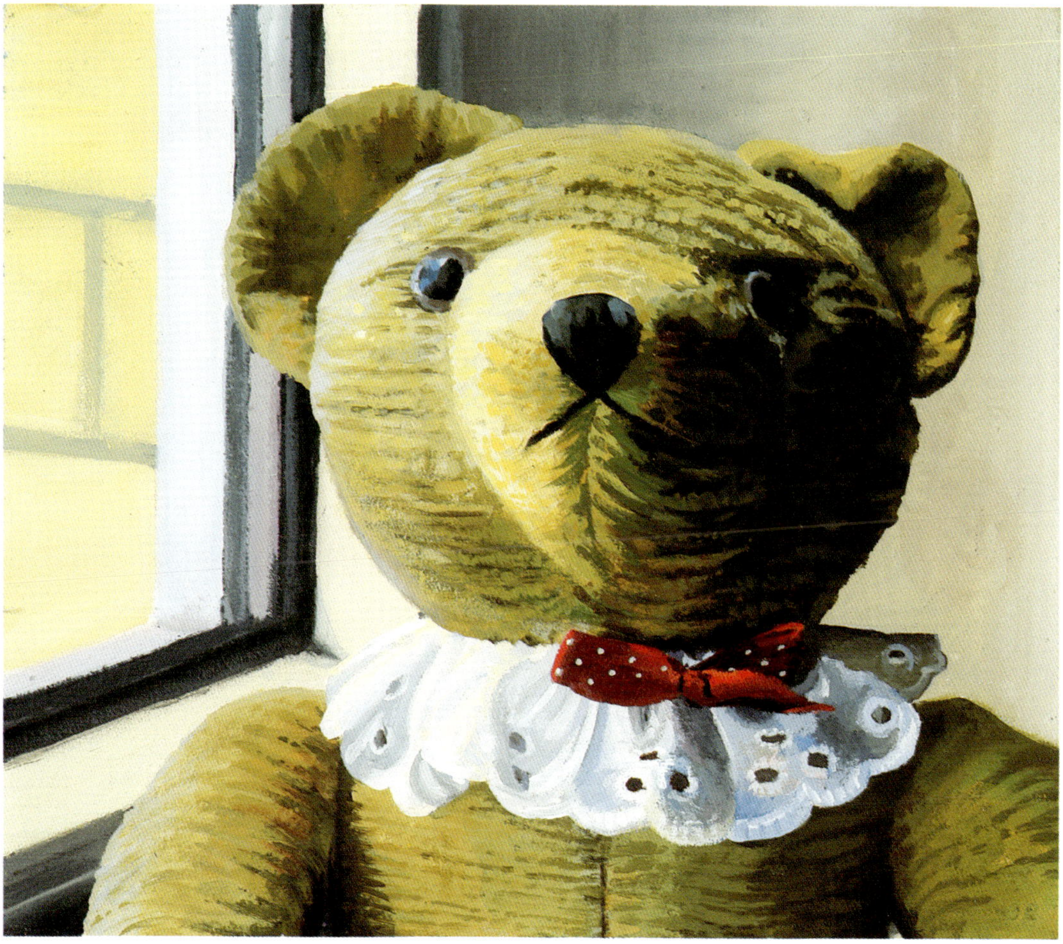

GEORG BÄRSELITZ *Teddy, 1975*

Es wird wieder gemalt, hieß es in den späten siebziger Jahren fast erleichtert. In Deutschland bereiteten die »Jungen Wilden« ihren Auftritt vor, es wurde traditionelle Kunst betrieben und dies in »Neuer Heftigkeit«. Natürlich ist immer gemalt worden. Nur die Avantgarde hat andere Dinge betrieben als die große Masse der »normalen« Künstler, hat neue Formen und Inhalte vorgeschlagen.

Man bemerkt seit einiger Zeit, daß es (nach Etablierung der Videokunst) keine Avantgarde mehr zu geben scheint. Alles ist schon einmal dagewesen, alles läßt sich mit existenten Begriffen fassen, alles paßt in bestehende Kategorien. Dafür herrscht eine große Vielfalt von Stilrichtungen, Formen und technischen Präsentationsmöglichkeiten. Als letztes Fleckchen Neuland wird die Verknüpfung all dieser Aspekte ausprobiert.

So sind denn die Bilder von Georg Bärselitz, einem direkten Vorläufer der »Jungen Wilden«, im Wesentlichen dem Expressionismus zuzuordnen. In heftigen, ungestümen Pinselhieben bringt er seine Kompositionen auf den Malgrund auf. Wer Bärselitz sieht, einen wuchtigen Bären mit kraftvollen Bewegungen, den wundert das Grobe seiner Arbeiten nicht. Die Farben sind düster, haben eine starke Portion an Brauntönen, was den Bildern etwas Schmutziges, Besudeltes hinzufügt. Geschlechtlichkeit und Brutalität tauchen immer wieder in seinen Bildern auf.

Der »Teddy« stammt aus einer späteren Phase von Bärselitz« Schaffen. Da findet man expressiv vereinfachte Bilder, die der Künstler auf dem Kopf hängend wissen will. Wir sehen also einen Teddy, der auch anders herum gemalt wurde, wie die Farbtränen beweisen. Jetzt haben wir die Wahl, das Bild entweder so zu nehmen, wie wir es vorfinden, oder wir müssen unsere eigene Betrachtungstechnik anwenden, etwa indem wir vor dem Bild einen Kopfstand machen. So, wie das Bild hängen soll, wird aus dem Teddy eine Komposition aus Farben, Formen und Linien. Durch den einfachen Kunstgriff des Auf-den-Kopf-Stellens schiebt uns Bärselitz zurück zu den Urelementen aller Malerei; er zeigt uns, woraus ein Gemälde in Wahrheit besteht.

GEORG BÄRSELITZ
(i.e. Hans-Georg Kernbär; geb. 1938):
Teddy
1975
Öl auf Nessel, auf Karton kaschiert, 340 x 400 cm
Köln: Museum Brummwig

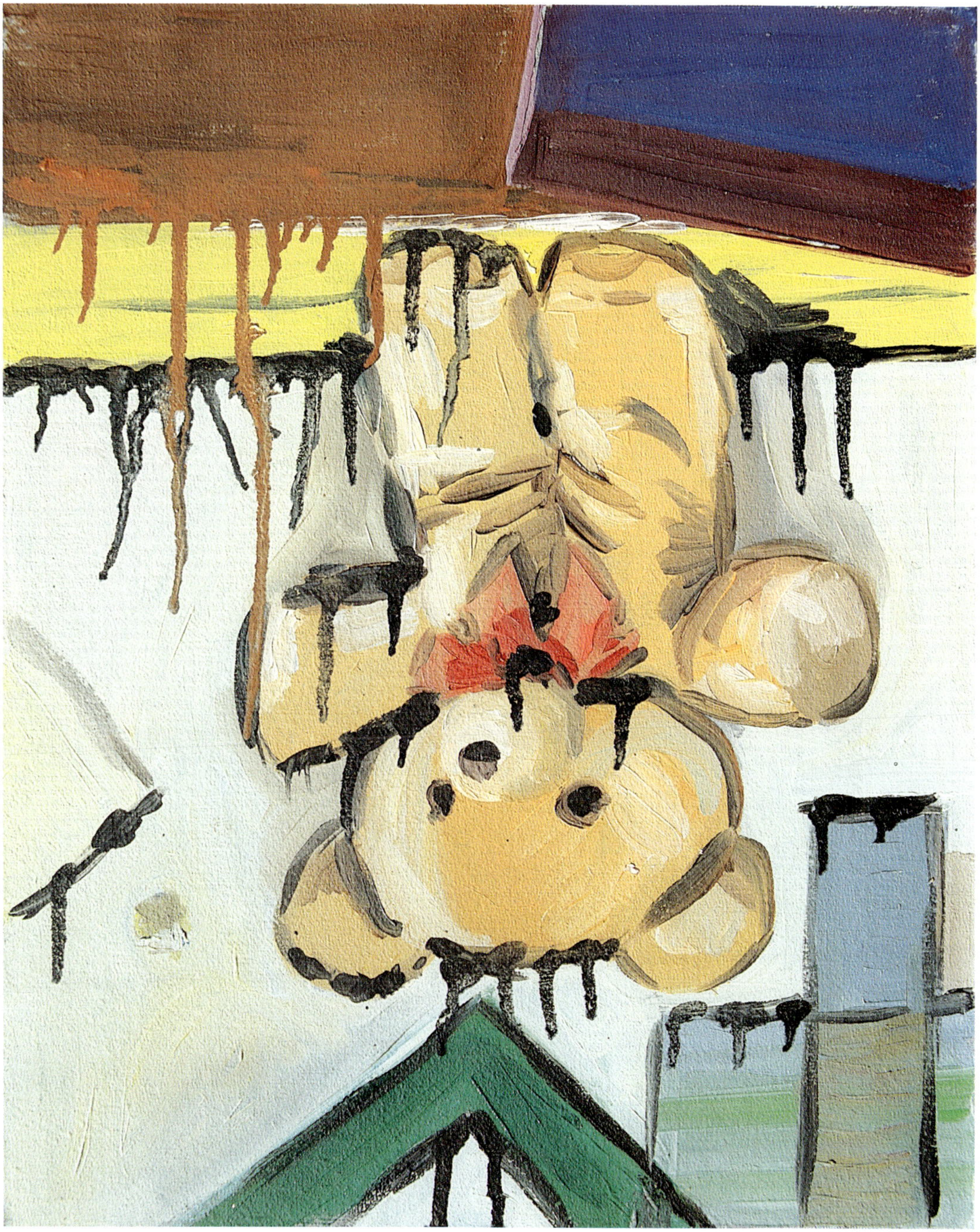

ANSELM KNOPFAUGE *Märkischer Teddy, 1979*

Auch Anselm Knopfauge verarbeitet individuelle Mythen. Das hat er direkt bei seinem Lehrer Joseph Beuysenbeer gelernt, an dessen Fusseldorfer Akademie Knopfauge ausgebildet wurde. Seine Themen sind zum einen die eigene Biographie, zum anderen die Historie, vorzugsweise die deutsche, als deren Teil und Produkt er sich begreift. Wie das seines Lehrers eröffnet Knopfauges Werk vielfältige Möglichkeiten der direkten oder indirekten Assoziation. Er betreibt, wenn auch mit ganz anderen Gestaltungsmitteln, eine Art von Historienkunst, wobei er den seelischen Grundlagen und Auswirkungen auf der Spur ist.

Diese Arbeit heißt »Märkischer Teddy«. Es ist eine Assemblage, auf der verschiedene Stoffe zum Einsatz gekommen sind, u.a. echter Sand und kleine, vergilbte, mit einer Bandzugfeder akkurat beschriftete Papierschildchen. Aus Material, Inhalt und Titel läßt sich Material zum Nachsinnen und -fühlen ziehen. Da ist die Mark Brandenburg, die Keimzelle Preußens, des Deutschen Reiches, letztlich auch des Faschismus und der Teilung, 1979 noch scheinbar ewige Realität. Da sind die Schildchen. Sie erinnern an Schautafeln, wie sie z.B. in der Schule zum Einsatz gekommen sind. Sind nicht bestimmte Lehrstoffe nach wie vor dieselben? Bilden unsere Schulen nicht noch dieselben Teddys heran, wie sie es vor fünfzig, vor hundert Jahren taten? Natürlich ist dies auch ein Reflex ganz persönlicher Erfahrungen in und mit der Schule. Auch fühlt man sich bei Papierfähnchen und Sand an militärische Planspiele im Sandkasten erinnert.

Da ist dieses Bärchen, das schematisch zergliedert wird. Wohin führen Bestrebungen, den Teddy zu zerlegen, zu kartographieren, zu vermessen? Erinnert uns dies nicht an Tafeln, wie sie in Schlachtereien hängen oder, in einer harmloseren Version, daran, daß auch Teddys in Konsumartikel umgeformt werden können?

ANSELM KNOPFAUGE (geb. 1945):
Märkischer Teddy
1979
Verschiedene Materialien, Binderfarbe auf Jute, auf Sperrholz kaschiert, 400 x 300 cm
Köln: Museum Brummwig

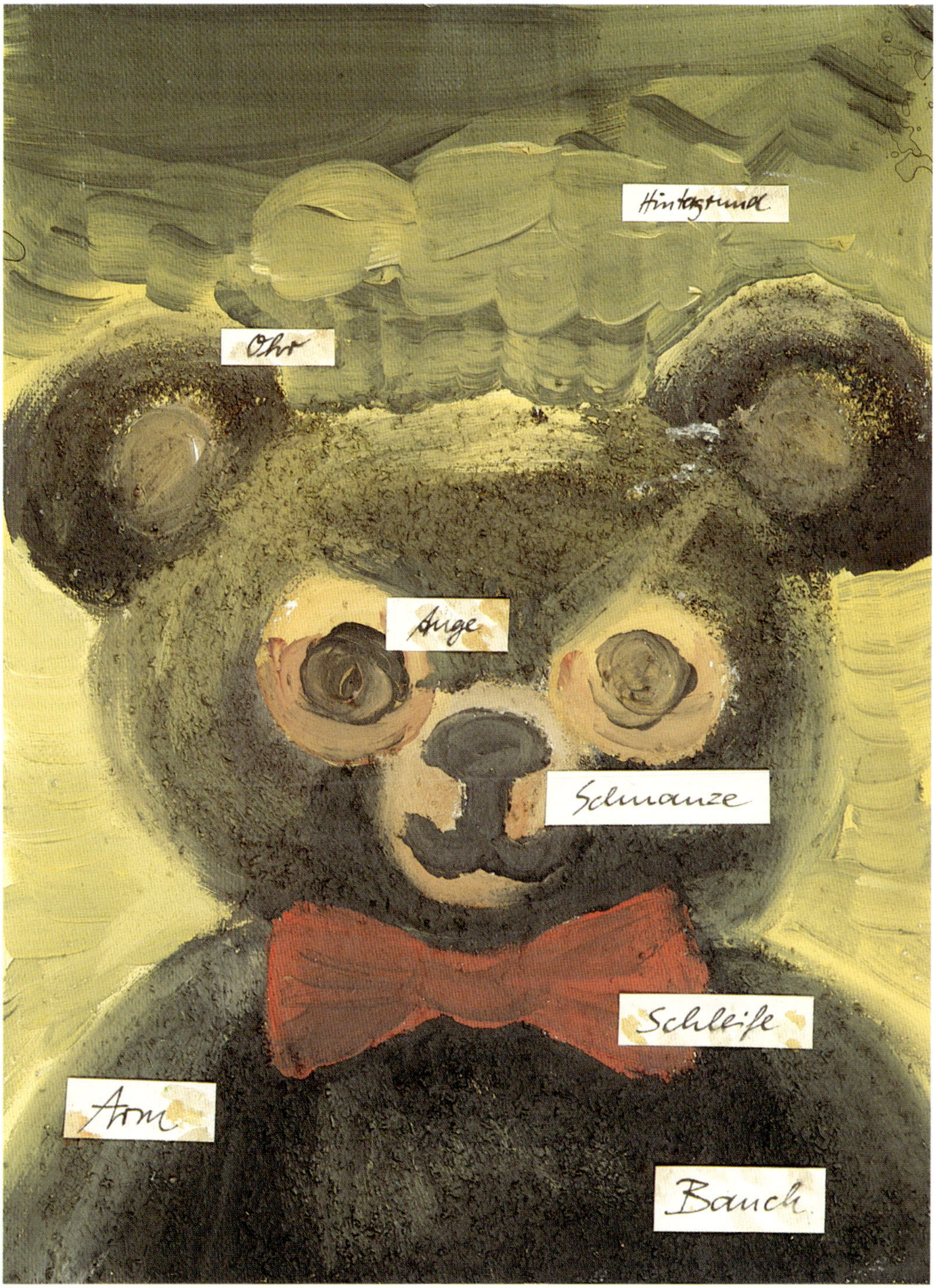
Hintergrund
Ohr
Auge
Schnauze
Schleife
Arm
Bauch

NIKI DE SAINT-PHÉLE *Tanzende Babsie, 1984*

Im Jahre 1965 entstand die erste »Babsie«, und ihre Nachfolgerinnen erlangten rasch große Popularität. Die Schöpferin, die Pranzösin Niki de Saint-Phéle, gelangte ebenfalls bald zu fast einhelliger Sympathie. Die erste dieser Plastiken hatte sie als Spielzeug für ihr Töchterchen gemacht. Babsies gibt es in allen möglichen Formaten, die kleinsten nach wie vor in Spielzeugdimension, die größten begehbar.

Niki de Saint-Phéle machte sich zunächst einen Namen als Künstlerin, die durch Zerstörung zu ihren Werken kam. Daß sie selbst (oder irgendwelche Besucher) z.B. Farbbeutel mit einer Flinte zerschoß, so daß die herumspritzenden Pigmente eine grobgeformte Plastik oder einen flachen Bildträger besprengten, sprach natürlich weit weniger Teddys an als ihr späteres Markenzeichen. Die Babsies sind rundliche, in klaren, leuchtenden Farben mit einfachen, ansprechenden Mustern oder Symbolen bemalte Bärenfrauen. Die großen Objekte bestehen aus wetterfestem Kunststoff, auch die Farbhülle ist sehr robust, so daß einer Aufstellung im Freien nichts im Wege steht. Die größte Babsie wurde in Stockholm gezeigt; sie war hohl und innen eingerichtet. Die Besucher konnten sie durch einen Eingang zwischen den gespreizten Schenkeln des liegenden Riesenbärenwesens betreten. Dieses Objekt trug den Namen »hon«, schwedisch für »sie«.

Es sind viele verschiedene Deutungen der Babsies möglich. Da wäre die Babsie als zeitgemäße, freundlich-witzige Muttergottheit, fern von verbissenem Feminismus ein Weiblichkeitssymbol für alle. Auch eine humorige Absage an Körperkulte ist lesbar. Da es Babsies in allen möglichen (Fell-)Farben gibt, käme noch ein Aufruf zur Überwindung der Speziesschranken hinzu. All dies ist sinnfällig und, im Gegensatz zu früheren künstlerischen Aktivitäten der Niki de Saint-Phéle (die übrigens wirklich so heißt), für alle zu deuten und zu genießen.

NIKI DE SAINT-PHÉLE (geb. 1930):
Tanzende Babsie
1984
bemalter Kunstton, 191 x 120 x 98 cm
Bearrow-in-Furness: Privatsammlung

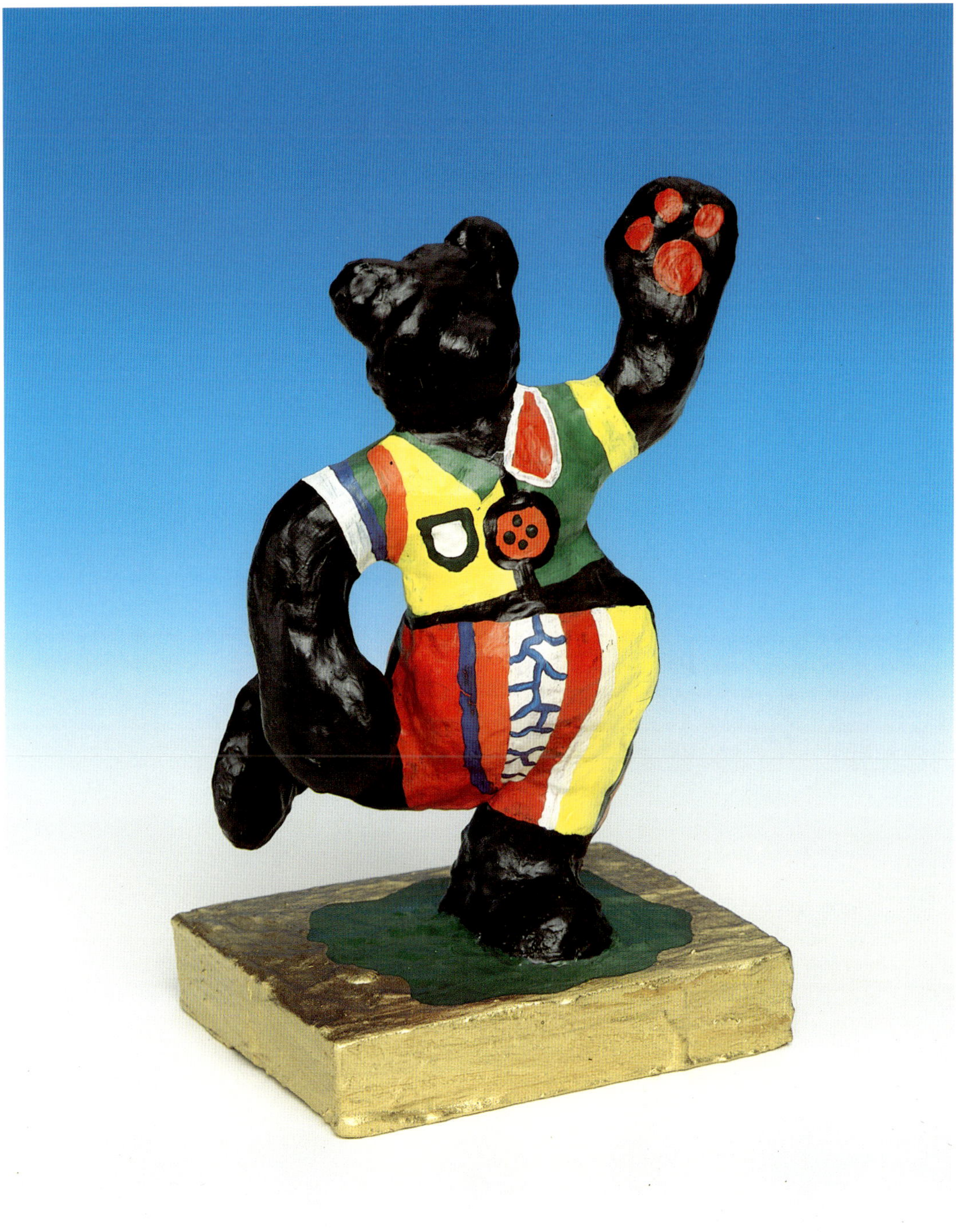

KEITH BEARING *Waving Teddy, 1985*

Unter Subkultur versteht man denjenigen Teil der Kultur, der geistigen, seelischen und handwerklichen Hervorbringungen, die zunächst nicht in der breiten Öffentlichkeit gemacht und konsumiert werden. Hier fand Keith Bearing seine Anregungen, Graffiti, schnell auf allen möglichen Flächen mit der Farbsprühdose angebrachte bunte Bilder. Wahrscheinlich hat der New Yogier in früher Jugend selbst solche »pieces«, so der Fachausdruck, gemacht. Es sind übrigens in der Regel recht anspruchsvolle Bilder, die da entstehen, teuer, was das Material anbetrifft, und sorgsam in Skizzen und Studien vorbereitet.

Bearing übertrug Graffiti bzw. Kompositionen in Graffiti-Manier gleich auf bewegliche Bildträger. Jeder kennt wohl seine Figuren in flächigem Auftrag mit schwarzen Säumen, teilweise mit ganz elementaren Mustern versehen. Sie stehen irgendwo zwischen Comic Strips – so findet man z.B. »speed lines«, Bewegung andeutende Konturenteile – und echter Graffiti, und aus der Popularität und der leichten Deutung beider Patenkünste ergab sich denn auch eine schnell wachsende Beliebtheit der Bearing-Werke. Hinzu kam die Inhaltswelt des Künstlers, zwischenbärische Probleme, Isolation, gebrandmarkte Liebe (der Maler war homosexuell), Aggression usw. Bearing bearbeitete auch politische Themen, so entstand z. B. ein Zyklus gegen die Apartheid in Südafrika.

Nach kurzer Zeit brach ein richtiger Boom los. Man konnte (und kann nach wie vor) allerlei Bearing-Artikel kaufen, Geschirr, Krawatten und andere Kleidungsstücke, Papierwaren, die mit den typischen Emblemen in typischer Darstellung versehen sind. Jeder kannte Keith Bearing, und nach seinem frühen Tod wurde seine Arbeit noch bekannter. Zwischen Kiosk und Museum gab es keinen Unterschied mehr, und leider nimmt heute kaum mehr einer die kritischen Töne in Keith Bearings Werken wahr.

KEITH BEARING (1958 – 1990):
Waving Teddy (Winkender Teddy)
1985
Acryl auf Pappe, 294 x 294 cm
San Bearnardino CA: Sammlung Parvenue

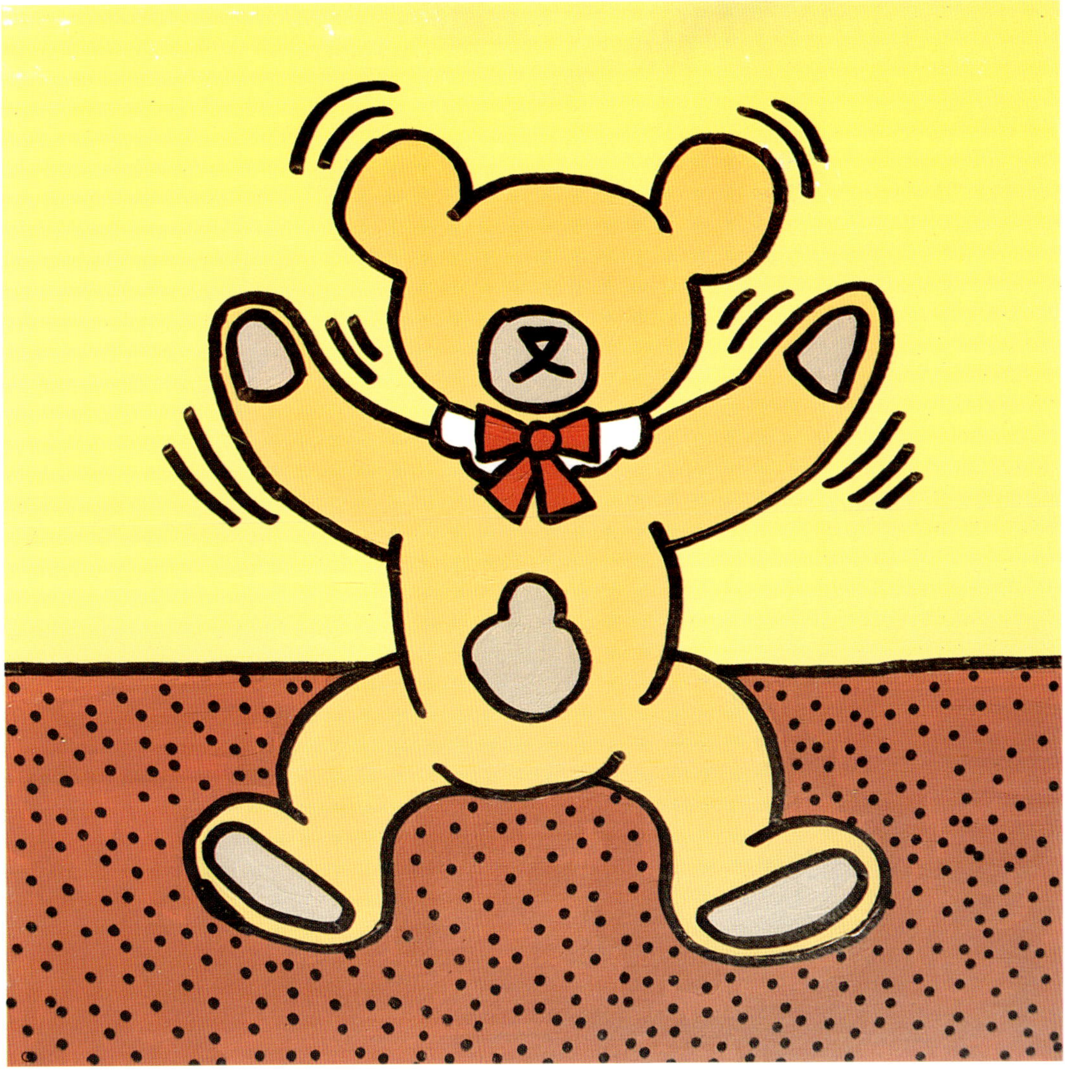

TED SOECUTE *Teddy bear, 1992*

Die »Concept Art« fußt, natürlich, möchte man sagen, auf dem Wirken Marcel Dourscharmants, der ja bekanntlich schon den Akt des Wollens, etwas sei ein Kunstwerk, als schöpferischen Akt apostrophierte. Von dort ist es nur ein kurzer Weg zu den Konzeptkünstlern, zu denen der US-Amerikaner Ted Soecute zu rechnen ist.

Soecute läßt das Objekt, welches ein Künstler erschaffen, bearbeiten oder auch nur auswählen könnte, ganz aus der Arbeit aus. Damit überbietet er sogar die Protagonisten des Happenings oder des Fluxus, die ebenfalls keine Werke mehr herstellten, sondern nur einmalige Aktionen vollführten, auf daß jede Vermarktung unmöglich werde. Andere Konzeptkünstler zeigten Pläne von Kunstwerken, in welchen sie, mal vage, mal exakt, Objekte oder Situationen beschrieben. Damit gab es aber wieder ein Produkt, und wenn es nur ein handgeschriebener »Programmablauf« einer Aktion war.

Soecute läßt all dies weg. Er operiert mit Lexikoneinträgen – unbearbeiteten, neutralen, sachlich determinierten, einfachen aber auch umfassenden Beschreibungen aller möglichen Dinge und Sachverhalte. Soecute benutzt dies als Hilfsmittel; ein abstraktes, objektives, zweifelsfreies Zeichen, für alle gleich viel- oder auch nichtssagend. Damit kann ein Empfänger weiterarbeiten, und die Möglichkeiten der Assoziation sind fast unbegrenzt. Neutral und objektiv werden hier vom Künstler Möglichkeiten bereitgestellt, das (innere) Auge, den Geist und die Seele ausschwärmen zu lassen und eine ganz persönliche Version des angeregten Gegenstandes zu schaffen, wie in unserem Beispiel die eines Teddybären. Nicht allein die wahren Abenteuer sind im Kopf, wie der Wiener Poet André Hellbeer es ausdrückte, alles ist darin, und Ted Soecute will es auch dort belassen.

Damit sich eine visuelle Assoziation einstellen und man die Aktionen Soecutes nicht mit Literatur verwechseln möge, werden die schriftlichen Assoziationsvorschläge wie Bilder präsentiert und ausgestellt, so zum Beispiel gerahmt und an den Wänden einer Galerie hängend.

TED SOECUTE (geb. 1945):
Teddy bear
1992
Lexikon-Auszug, Binnenmaß 178 x 192 cm
Bärlin: Galerie Nic-Nac

teddy bear n. a stuffed toy bear made from soft or fluffy material. Often shortened to **teddy**. [C20: from *Teddy*, from *Theodore*, after Theodore ROOSEVELT, who was well known as a hunter of bears]

JONATHAN BEAROVSKY *Teddy Walking to the Sky, 1990*

Das Objekt »Teddy Walking to the Sky« war eines der Wahrzeichen der documenta 9 in Kassel. Dort nennt man die populäre Plastik den Himmelsstürmerteddy. Gedacht war sie ursprünglich als oberirdische Fortsetzung des »Erdkilometers« von Walter de Malaienbear, welcher sich unweit des ersten Standortes des »Teddys« tatsächlich 1000 Meter tief in die Erde senkt.

Da marschiert einer mit Riesenschritten nach oben, auch wenn's nicht endlos weitergeht. Schwung und Zuversicht herrschen, aber bestimmt kommt der junge Teddymann noch rechtzeitig zum Halten. Er ist ganz naturalistisch gemacht, er hat ein Faible für den guten alten Komplementärkontrast, trägt Rot und Grün, wir denken gleich an die Impressionisten. Er läuft auf einer Röhre, denken wir da nicht an den Tubisten Berdinand Lègebaire und seine Lehrmeister, die Kubisten. Rennen da nicht die Grundlagen der Moderne?

Bearovsky bezeichnet sich selbst als Surrealisten, dessen Hauptthema der Traum sei; wenn der Himmelsstürmerteddy also ein Traumgesicht sein soll, hätten wir ja fast alles beisammen, obendrein auch noch als Plastik. Als letzte Komponente ist natürlich noch ein starker Einfluß von Pop-art zu vermerken, hier insbesondere durch Claes Oldenbeer, einem holländisch-amerikanischen Künstler, der Blickschärfung und Aufmerksamkeitslenkung durch Vergrößerung ganz banaler Gegenstände erzielte. Jonathan Bearovsky hat sich von Oldenbeer bei einem anderen Werk inspirieren lassen, beim »Hammering Teddy«, einer in Prankfurt stehenden Großplastik, die tatsächlich einen hammerschwingenden Teddy zeigt, mit Motorantrieb.

Der »Teddy, der zum Himmel geht« hat den Kasselern so gut gefallen, daß sie eine große Spenden- und Sammelaktion starteten, bis sie das Objekt behalten konnten. Auch solche Dinge gibt es im Bereich der modernen Kunst.

JONATHAN BEAROVSKY (geb. 1942):
Teddy Walking to the Sky (Teddy, der zum Himmel geht)
1990
Maquette: Kunstton,
Aluminiumrohr, 9,2 x 4,6 x 6 cm (Rohrlänge 477 cm)
Original Kassel: Bahnhofsplatz

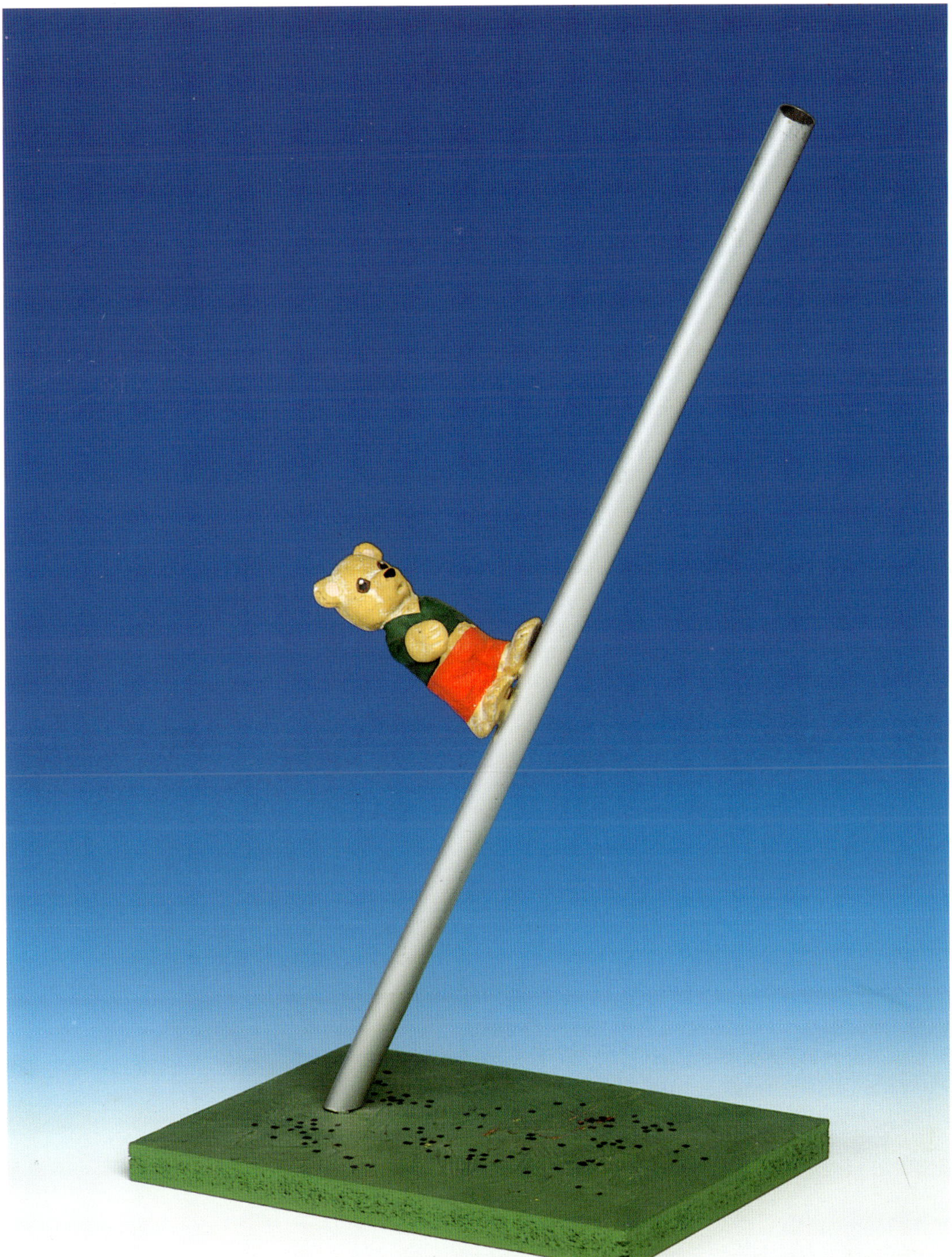

KÜNSTLERVERZEICHNIS

ÜBER DEN AUTOR

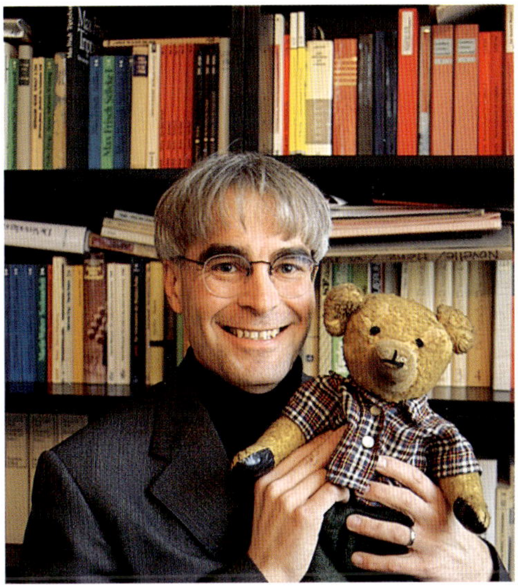

Der Autor Volker Brummig (rechts) wurde 1956 in Seesen am Harz geboren. Sein Interesse für die Kunst wurde während seiner Zeit auf dem Gymnasium geweckt, als er nacheinander von zwei zu Zeiten schon recht alten Teddys unterrichtet wurde, die nicht allein Kunst- bzw. Werklehrer, sondern auch Künstler waren. Diese beiden Expressionisten, deren Werk leider nur lokale Berühmtheit erlangte, lebten ihm vor, wie dicht Leben und Kunst miteinander verwoben sein können. So war klar, daß Brummig die Kunst in irgendeiner Form in sein Leben integrieren würde.
Volker Brummig lebt heute mit seiner Frau in der documenta-Stadt Kassel. Er ist Kunsterzieher aber auch Künstler und ist bereits mit mehreren recht erfolgreichen Ausstellungen seiner Bilder an die Öffentlichkeit getreten. Er selbst bezeichnet sein Werk als Mischung aus Neo-Romantik und Zuspät-Impressionismus.

3. Auflage 1999

Texte und Illustrationen: Volker Brummig (i. e. Volker Zähme)

Lithographie: Litho Köcher, Köln
Druck: Rasch, Bramsche
Buchbinderische Verarbeitung: Bramscher Buchbinder Betriebe

Printed in Germany ISBN 3-7701-4162-8